우리 아이
키 성장
바이블

일러두기

· 이 책에 등장하는 사례는 실제 저자의 성장 클리닉에서 진료받은 아이들의 경험을 바탕으로 구성하되, 아이의 이름은 가명으로 처리하고 개인 식별이 불가능하도록 일부 정보는 각색하거나 변경했습니다. 또한, 의학적 내용은 저자의 임상 경험과 최신 의학 정보를 기반으로 하였으나, 아이의 상태에 따라 적용 방식은 달라질 수 있으므로 진단과 치료는 반드시 의료 전문가와 상담을 통해 진행하시기 바랍니다.

· 독자의 이해를 돕기 위해 일부 의학 용어나 표현을 전문 용어 대신 일상적으로 널리 사용되는 단어로 바꾸어 표기했습니다. (예: 갑상샘→갑상선, 척추옆굽음증→척추측만증) 이는 독자의 직관적인 이해를 위한 것으로, 학문적 맥락에서는 다소 차이가 있을 수 있습니다.

호르몬 주사보다 중요한, 행복 성장의 모든 것

우리 아이
키 성장
바이블

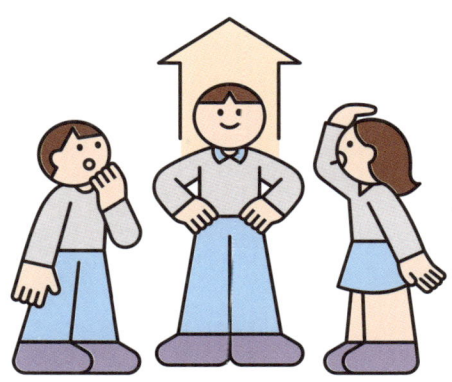

채용현 지음

BLACKPEN

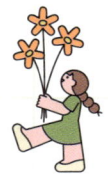

아이 키 성장의 70~80%는 유전에 의해 결정된다고 알려져 있습니다. 나머지 20~30%를 잘 채워 아이를 잘 성장시키기 위해서는 그만큼 성장에 관해 많이 연구한 전문가의 도움이 절실합니다. 열의를 다해 키 성장을 연구하는 성장 전문가 채용현 원장님의 귀한 지식과 정보를 이 책을 통해 배울 수 있는 건 큰 기회입니다. 성장 치료에 대해 걱정이 많은 부모님께 도움이 될만한 내용이 많아 관심 있는 독자분들께 꼭 권하고 싶은 책입니다.

– 서재걸(포모나자연의원 대표 원장, 『서재걸의 해독주스』 저자)

톨앤핏을 운영하면서 가장 많이 받은 질문은 "유전 키가 작은데, 운동과 관리로 더 클 수 있나요?"였습니다. 유전은 바꿀 수 없지만 성장을 방해하는 요인을 어떻게 관리하느냐에 따라 결과는 달라질 수 있습니다. 『우리 아이 키 성장 바이블』은 바로 그 해답을 과학적 근거와 풍부한 임상 경험을 바탕으로 풀어낸 책입니다. 이 책은 단순히 키를 키우는 방법을 넘어, 영양·운동·수면·심리까지 아이의 건강한 성장을 위한 종합적인 길잡이를 제시합니다. 성장에 영향을 미치는 요인이 유전이나 성장호르몬만이 아니라 훨씬 복합적이라는 점을 인정하고, 이에 체계적으로 접근해 해결하는 의사는 채용현 원장님이 처음이었습니다. 아이의 건강하고 균형 잡힌 성장을 바라는 모든 부모님께 자신 있게 추천합니다.

- 이수경(토탈성장클리닉 톨앤핏 대표 이수경 박사, 『유전보다 더 강력한 힘 키성장력』 저자)

채용현 원장님은 성장에 대한 단순한 조언을 넘어, 올바른 지식과 습관, 운동을 통해 성장의 순간을 놓치지 않고 그 가능성을 되찾는 길을 보여 줍니다. 지금 우리에게 꼭 필요한 해법을 담은 이 책이 신체 키의 한계를 넘어 인생 최고의 키를 키워가도록 따뜻하게 이끌어줄 것입니다.

- 박지윤(AIO 필라테스 대표 원장)

아이 키가 더디게 크는 것 같아 걱정되는 마음에 원장님을 찾아왔습니다. 수치적 계산과 합리적 설명에 믿음이 갔고, 지금은 거의 한 달에 1cm씩 크고 있어요. 최종 키가 처음 예상 키보다 클 것 같아 앞으로도 기대가 됩니다.

- 14세 현우 엄마

아이 나이가 어려서 시작 시점이 망설여졌는데, 큰아이를 잘 키워주신 원장님을 믿고 결정했습니다. 지난달에는 1.8cm나 컸네요. 알려주신 대로 수면 관리와 식단에 신경 쓰고 영양제까지 챙겨 먹으니 아이 몸도 더 건강해지는 것 같습니다.

- 10세 세영이 엄마

성장 치료 시작 전에 면역력을 먼저 보강하도록 처방해주셔서, 아이가 최상의 컨디션으로 치료를 시작할 수 있었습니다. 매달 거의 1cm씩 크고 있고, 영양제 보충과 식단 관리로 수면의 질도 좋아지고 전반적인 체력도 많이 향상되었습니다. 앞으로도 쭉 열심히 치료받겠습니다.

- 10세 서현기 엄마

무용 때문에 키 167cm를 목표로 치료받고 있어요. 늘 긍정적인 말씀으로 아이들 진료에 최선을 다해주셔서 감사합니다! 아빠 키가 너무 작아서 아이들 키 걱정이 많았는데 원장님 덕분에 아들은 185cm, 딸은 167cm 키를 목표로 삼을 수 있었습니다. 아들 키가 183cm에 도달해 지금은 치료를 중단했는데, 우리 딸도 목표 키에 빨리 도달하길 기대합니다. 멋진 무용수가 될 수 있도록 쭉 키워주세요!

- 12세 민지 엄마

아이가 지금 2년째 치료 중입니다. 한 달에 약 1cm씩, 1년에 11cm 정도 크고 있습니다. 뼈나이도 관리해주시고 수면과 운동까지 전반적으로 관리해주셔서 결과가 좋은 것 같습니다.

- 12세 준서 아빠

성장 검사를 타 병원에서 받아봐서 차이를 확실히 느낄 수 있었습니다. 검사 결과에 대한 소견 및 성장에 대한 전반적인 설명을 구체적으로 해주십니다. 성장 주사 치료를 종용하지 않는 점도 인상 깊었습니다.

- 8세 연수 엄마

3년간 성장 치료를 받으며 워낙 세심하고 꼼꼼하게 관리해주셔서 아이가 성장한 만큼 생활 습관과 식습관도 좋아졌습니다. 부작용 걱정 없이 키도 많이 자라서, 앞으로도 꾸준히 건강하게 관리해주고 싶습니다. 둘째도 원장님께 맡길게요.

- 12세 윤지 엄마

8년째 성장 주사 치료 중입니다. 갈수록 성장 주사 효과도 떨어지고 뼈나이도 빨라져서 예상 키도 생각만큼 크지 않아 걱정하고 있을 때쯤 원장님을 만났습니다. 두 달마다 체크하는데 1.1~1.4cm 계속 잘 커가고 있고 목표 키에 점점 다가가고 있어 매우 만족합니다. 뼈나이와 수면, 영양을 통합적으로 관리해 키 성장을 이끌어주시는 원장님 덕분에 아이 키에 대한 불안감을 해소하였고, 최종 키에 대한 희망을 갖고 즐거운 마음으로 치료하고 있습니다.

- 15세 현준이 엄마

친구 추천으로 원장님을 만나고 정말 만족하며 치료하고 있습니다. 하나만 말해도 척척 다 알아들으시고 제 마음을 어찌나 잘 아시는지, 훌륭한 처방과 치료 덕분에 아들은 3개월 동안 3cm가 컸습니다. 살이 찌지 않아 고민이었는데, 아이 몸무게도 무려 5kg 이상 늘었습니다. 아토피로 고생하던 아이 피부에서도 진물이 나는 일이 없어졌고, 수면 관리까지 해주셔서 건강하게 즐거운 치료 중입니다.

- 14세 도현이 엄마

다른 아이들에 비해 진료를 늦게 시작해 큰 욕심은 없었습니다. 기대 키보다 1cm라도 더 크면 된다는 생각이었고, 생각보다 좋은 결과를 낸 것 같습니다. 매일 주사를 맞는 쉽지 않은 여정이었지만 해외에 있음에도 불구하고 매달 체크해주신 덕분에, 잘 커올 수 있었던 것 같습니다.

- 13세 현지 엄마

원장님께 진료받기를 선택한 이유는 실제 데이터를 보여주시고 처방 이유를 명확히 설명해주셨기 때문입니다. 원장님은 저희 아이들의 목표 키에 맞춰 맞춤형 치료를 해주셨고, 성장 궤도를 성공적으로 바꿔주셨습니다. 미국에서 의사로 일하는 저희 부부이지만 원장님께는 저희 아이들을 믿고 맡길 수 있었습니다. 치료 결과에 정말 만족하며, 진심으로 감사드립니다.

- 10살 에이든, 8살 제나 엄마

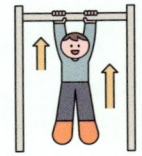

아이의 키, 부모의 노력으로
더 클 수 있습니다

"원장님, 우리 아이가 또래보다 작은 것 같아요. 제가 뭘 잘못하고 있는 걸까요?"

"잘 먹는데도 왜 안 크는지 모르겠어요. 혹시 유전일까요?"

"성장호르몬 치료, 정말 괜찮을까요? 부작용은 없을지 밤새 걱정했어요."

"옆집 아이는 키 성장 영양제 먹고 컸다는데, 우리 애도 먹여야 할까요?"

진료실 문을 열고 들어오시는 부모님들의 눈빛에는 걱정과 불안, 그리고 간절함이 가득합니다. 아이 키 때문에 밤잠 설치며 애태우는 그 마음, 저 역시 누구보다 잘 알고 있습니다. 저 또한, 늦은 나이에 얻은 소중한 쌍둥이 아들을 키우는 아빠이기 때문입니다. 아이들이 태어나 세상의 빛을 보던 순간의 벅찬 감동도 잠시, 저는 곧 여느 부모님들과 똑같은 고민에 빠졌습니다. 유난히 작고 약하게 태어난 아이들을 보며 '이 아이들을 어떻게 건강하게, 그리고 씩씩하게 키워낼 수 있을까?' 하는 걱정이 마음 한구석을 떠나지 않았습니다. 아이가 밥투정하며 잘 먹지 않을 때, 또래 친구들보다 유난히 작아 보일 때, 밤에 깊이 잠들지 못하고 뒤척일 때마다 제 마음도 함께 쿵 내려앉곤 했습니다. '내가 의사인데, 내 아이 하나 제대로 못 키우는 건 아닐까?' 하는 자책감에 시달리기도 했죠.

키 성장에 좋다는 책들을 찾아 읽어보고 최신 연구 논문들을 뒤져보기도 했지만, 대부분 비슷한 이야기의 반복일 뿐 정작 내 아이에게 딱 맞는 '진짜 해답'을 찾긴 쉽지 않았습니다. 게다가 키 성장 정보는 어찌나 빠르게 변하는지, '어제의 정답'이 '오늘은 오답'이 되기도 하니 더욱 혼란스럽기만 했습니다. 물론 연구에 따르면 키 성장의 상당 부분이 부모님으로부터 물려받은 유전적인 요인에 의해 결정된다고 합니다. 어쩌면 키의 많은 부분이 이미 정해져 있다는 생각에 힘이 빠지실 수도 있습니다. 하지만 키는 우리 아이가 어떻게 먹고 자고 생활하는지에 따라 얼마든지 달라질 수 있습니다. 부모님의 세심한 관심과 노력이 있다면 아이의 성장 잠재력을 최대한 끌어내는 일은 어렵지 않습니다. 이게 바로 우리가 키 성장 '맞춤형 전략'에 주목해야 하는 이유입니다.

성장은 단순히 뼈의 길이가 늘어나는 것만을 의미하지 않습니다. 아이가 건강하게 가지고 태어난 유전적 잠재력을 온전히 펼치며 자라는 것, 그것이 바로 '진짜 성장'입니다. 아이를 괴롭히는 만성 질환은 없는지, 아이 영양 상태는 균형 잡혀 있는지, 혹시 모를 스트레스에 아이가 힘들어하고 있진 않은지 세심하게 살피고 돌보는 과정에서 아이는 비로소 건강하게 잘 자랄 수 있습니다. 하지만 많은 부모님이 여전히 막막함을 느끼십니다. 키 성장을 위해 어떤 영양제를 먹여야 할지, 어떤 운동이 도움이 될지, 언제 병원을 찾아야 할지, 또 잠 못 드는 아이는 어떻게 재워야 할지 구체적이고 실질적인 정보에 대한 갈증은 여전합니다.

그래서 이 책을 쓰기로 결심했습니다. 오랫동안 아이들의 키 성장 치료를 시행한 의사로서의 지식과 경험, 그리고 두 아이를 키우는 아빠로서의 진솔한 마음을 담아, 부모님들이 더 이상 근거 없는 속설이나 과장된 광고에 흔들리지 않고 우리 아이에게 맞는 최적의 성장 로드맵을 찾을 수 있도록 돕고 싶었습니다. 이 책은 아이 키 성장의 변하지 않는 원칙부터 시기별·상황별 맞춤 전략, 그리고 전문가의 도움이 필요할 때 현명하게 대처하는 방법까지 부모님들이 가장 궁금해하고 필요로 하는 정보들을 과학적인 근거와 풍부한 임상 경험을 바탕으로 알기 쉽게 풀어내려 노력하였습니다.

아이의 성장은 결코 단거리 경주가 아닙니다. 부모와 아이가 함께 호흡하며 나아가는 긴 여정, 바로 장거리 달리기와 같습니다. 지치지 않고 꾸준히, 그리고 즐겁게 달릴 수 있도록 제가 든든한 페이스메이 커가 되어드리겠습니다. "키는 유전이라 어쩔 수 없어"라며 일찍 포기하지 마세요. "나중에 다 크겠지"라는 막연한 위안 속에 소중한 시간을 흘려보내지도 마세요. 부모의 키가 작더라도 아이의 성장 환경을 최적화하고 필요한 도움을 제때 준다면, 아이는 분명 자신에게 주어진 유전적 범위 내에서 최고의 가능성을 펼쳐 보일 것입니다.

사랑하는 우리 아이가 키 때문에 주눅 들지 않고 세상 앞에 더욱 당당하게 설 수 있도록 이 책이 부모님들의 든든한 길잡이가 되어주기를 진심으로 바랍니다. 이제, 우리 아이만을 위한 특별한 성장 여정을 함께 시작해볼까요?

채용현

○ 책을 읽으시다 보면, 어떤 내용은 여러 번 반복해 설명한다고 느끼실 수도 있습니다. 간결함을 위해 이 부분을 줄여야 할지 많이 고민했습니다. 하지만 아이의 성장에 관한 이야기는 부모님께는 다소 낯설고 어려운 내용이기에, 반복해서 읽을수록 더 깊이 이해할 수 있다고 생각했습니다. 바쁜 일상에서 책을 처음부터 끝까지 읽기보다, 지금 당장 우리 아이에게 필요한 부분만 찾아 읽는 부모님도 많으실 겁니다. 그런 경우를 생각하여 각 챕터만으로도 중요한 내용이 전달될 수 있도록 일부 내용은 중복되더라도 서술하였습니다. 그리고 같은 내용이라도 어떤 관점에서 바라보느냐에 따라 그 의미가 새롭게 와닿기도 합니다. 부디 이러한 저의 마음이 부모님들께 잘 전달되어, 아이의 건강한 성장을 돕는 데 실질적인 도움이 되기를 진심으로 바랍니다.

차례

1장

아이 키, 정말 더 자랄 수 있을까요?

2장

아이 키가 안 크는 진짜 이유

3장

혹시 우리 아이도 성조숙증일까요?

4장

성장 클리닉, 언제 어떻게 가야 할까요?

5장

키 크는 습관, 집에서도 충분히 만들 수 있어요

부록

자주 묻는 키 성장 질문 QnA

아이의 성장은 결코 단거리 경주가 아닙니다.
부모와 아이가 함께 호흡하며 나아가는 긴 여정을 꾸준히 행복하게
달려갈 수 있도록 성장의 든든한 길잡이가 되어 드리겠습니다.

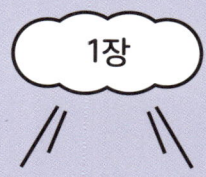

1장

아이 키, 정말 더 자랄 수 있을까요?

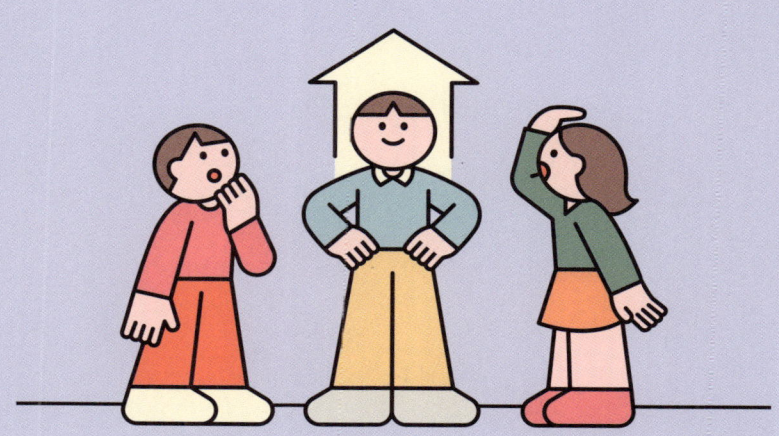

"원장님, 아이가 학교에서 자꾸 키 작은 애라고 놀림을 받는데요. 처음에는 괜찮다고 하더니, 요즘은 학교 가기 싫다는 말까지 해요. 아이가 키 때문에 점점 주눅 드는 것 같아 너무 속상합니다."

진료실에서 만나는 부모님들의 하소연에는 단순히 작은 키에 대한 걱정을 넘어, 그로 인해 상처받고 위축되는 아이의 마음에 대한 안타까움이 깊이 배어 있습니다. 어른들한테는 사소해 보일지 몰라도, 아이들 세계에서 키는 생각보다 훨씬 큰 의미를 가질 때가 많습니다. 특히 자아가 형성되고 또래 관계가 중요해지는 시기에 키는 아이의 자존감과 행복감에 직접적인 영향을 미치기도 합니다.

요즘 학교에서는 예전처럼 키 순서대로 번호를 매기거나 줄을 세우는 관행은 거의 사라졌습니다. 하지만 그렇다고 해서 아이들이 서로의 키에 대해 무관심한 것은 아닙니다. 진료실에서 아이들에게

"반에서 키가 몇 번째 정도 되는 것 같아?"라고 슬쩍 물어보면, 놀랍게도 대부분 아이들은 자신의 키가 친구들 중 어느 정도 위치인지 어림잡아 알고 있습니다.

특히 키가 작은 아이들은 자신의 순서를 이야기할 때 목소리가 작아지거나 "저는 항상 앞쪽에 서요"라며 멋쩍게 웃으며 부끄러움과 아쉬움이 뒤섞인 표정을 짓는 경우가 많습니다. 공식적인 키 번호는 사라졌지만 아이들 마음속에는 여전히 보이지 않는 키 순서가 자리 잡고 있고, 이 차이가 작은 마음에 적잖은 파장을 일으키는 것입니다.

친구들과 나란히 섰을 때 눈높이가 다른 것이 느껴질 때, 단체 사진을 찍을 때 자연스럽게 맨 앞줄에 서게 될 때, 아이는 남몰래 '나는 왜 작을까?' 하고 생각할지 모릅니다. 여기에 친구들의 짓궂은 놀림이라도 더해지면, 작은 속상함은 금세 마음의 상처로 남기도 하죠. 이러한 경험들이 반복되면서 아이는 자신도 모르게 친구들 앞에 나서는 것을 망설이며, 점점 더 소극적으로 변해갈 수 있습니다. 어쩌면 부모님께는 차마 털어놓지 못하는, 아이만의 속앓이일지도 모릅니다.

키가 작아서 속상해하는 아이들

초등학교 4학년이 된 민준이는 언제부턴가 눈에 띄게 말수가 줄고 친구들과 잘 어울리지 못했습니다. 어머님께서는 원래 활달했던 아이가 점점 소극적으로 변하는 것 같아 걱정이 많으셨죠. 민준이를 더욱 힘들게 했던 것은 바로 지난 1년 동안 키가 고작 2cm밖에 자라지 않았다는 사실이었습니다.

진료 결과, 민준이는 성장 속도가 더딜 뿐 아니라 오랫동안 아토피 피부염과 만성 비염으로 고생하고 있었습니다. 우리 몸의 면역 체계는 성장에 중요한 역할을 하기에, 저는 어머님께 민준이의 성장 부진이 이러한 면역 문제와 관련 있을 가능성이 크다고 설명해 드렸습니다. "민준아, 몸의 면역 균형이 잠시 흔들려서 키가 조금 천천히 자랐던 것 같아. 우리 몸이 알레르기랑 싸우느라 잠시 힘을 다른 곳에 썼던 거지. 지금부터 이 면역력을 키워주면, 민준이 몸이 다시 키 크는 데 힘을 팍팍 쓸 수 있을 거야!"

민준이는 곧바로 알레르기 관리와 함께 성장 클리닉의 맞춤 영양 및 생활 습관 관리를 시작했습니다. 놀랍게도 관리를 시작한 지 불과 3개월 만에 민준이는 키가 4cm나 자랐습니다. 이전 1년 치 성장을 단 3개월 만에 이뤄낸 것입니다. 다시 만난 민준이는 예전의 주눅 든 모습은 온데간데없이 환하게 웃으며 먼저 다가와 학교생활 이야기를 신나게 들려주었습니다. 그런 민준이를 보며 어머님과 저는 안도의 한숨과 기쁨의 미소를 나눌 수 있었지요.

민준이의 사례처럼 키는 단순히 신체적인 수치를 넘어 아이의 자신감, 사회성, 그리고 행복감과 깊이 연결되어 있습니다. 작은 키 때문에 아이가 스스로 부족하다고 느끼거나 움츠러들지 않도록 부모님의 따뜻한 관심과 현명한 지도가 필요합니다. 아이의 몸과 마음이 함께 건강하게 성장할 수 있도록 지금부터라도 아이와 눈을 맞추고 마음의 소리에 귀 기울여주는 것은 어떨까요?

부모님들께서 이 책에서 꼭 기억해야 할 딱 한 가지가 있다면, 그건 바로 '성장 도표'입니다. 성장 클리닉에서 시행하는 여러 검사와 치료도 결국 이 성장 도표에서 시작하기 때문입니다. 성장 도표는 비용이 적게 들면서도, 우리 아이의 성장 상태를 가장 객관적이고 정확하게 파악할 수 있는 강력한 도구입니다.

"우리 아이가 반에서 작은 편인 것 같아요." 많은 부모님의 걱정은 이렇게 막연한 느낌에서 시작됩니다. 성장 도표는 이러한 걱정을 객관적인 사실로 바꿔줍니다. 아이의 키와 몸무게를 측정하여 성장 도표에 점을 찍어보면 같은 나이, 같은 성별의 아이들 100명 중 우리 아이가 몇 번째에 해당하는지를 백분위수percentile로 한눈에 알 수 있습니다. 예를 들어 백분위수 10이라면 100명 중 10번째로 작은 편이며, 이를 토대로 현재 우리 아이의 성장 위치를 정확히 파악할 수 있습니다.

그런데 성장 도표의 진짜 힘은 한 번의 측정에서 나오는 것이 아닙니다. 6개월 또는 1년 간격으로 꾸준히 아이의 키와 몸무게를 기록하여 점들을 연결하면, 아이만의 성장 곡선이 그려집니다. 이 곡선은 꾸준히 아이의 성장 과정을 보여줍니다. 아이가 백분위수 3에 속해 현재 작은 편이더라도, 일반적인 성장 곡선을 꾸준히 따라가고

| 남자 3-18세 신장 백분위수 |

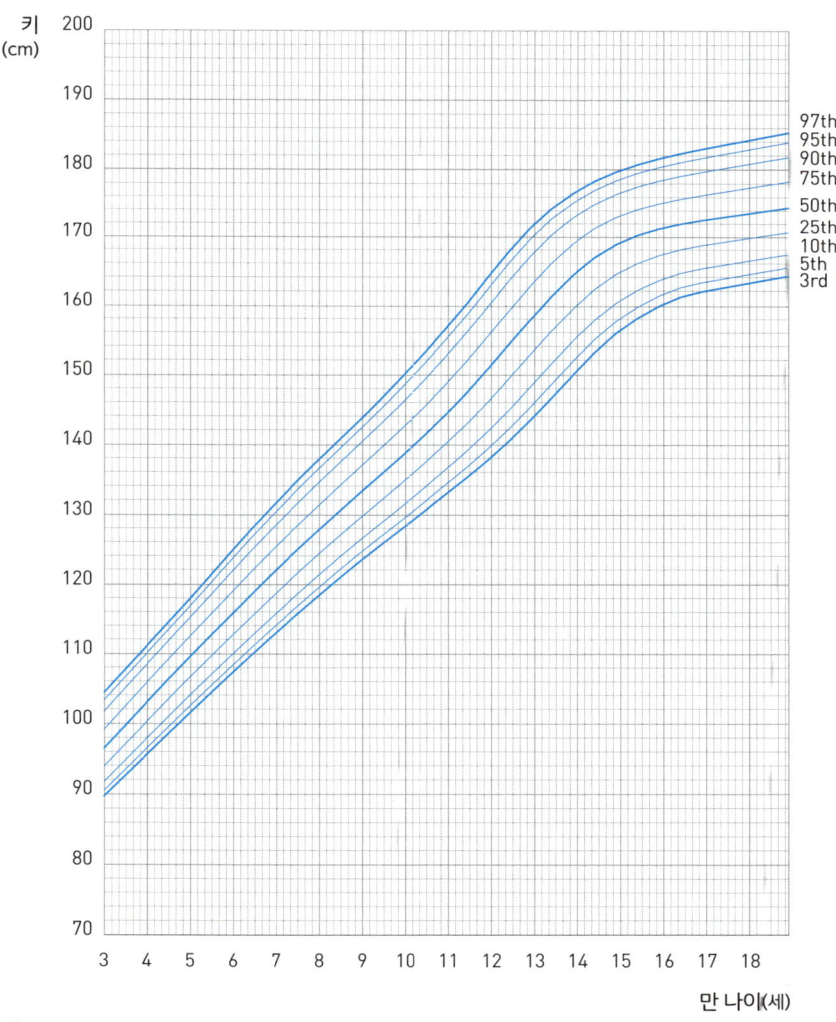

| 여자 3-18세 신장 백분위수 |

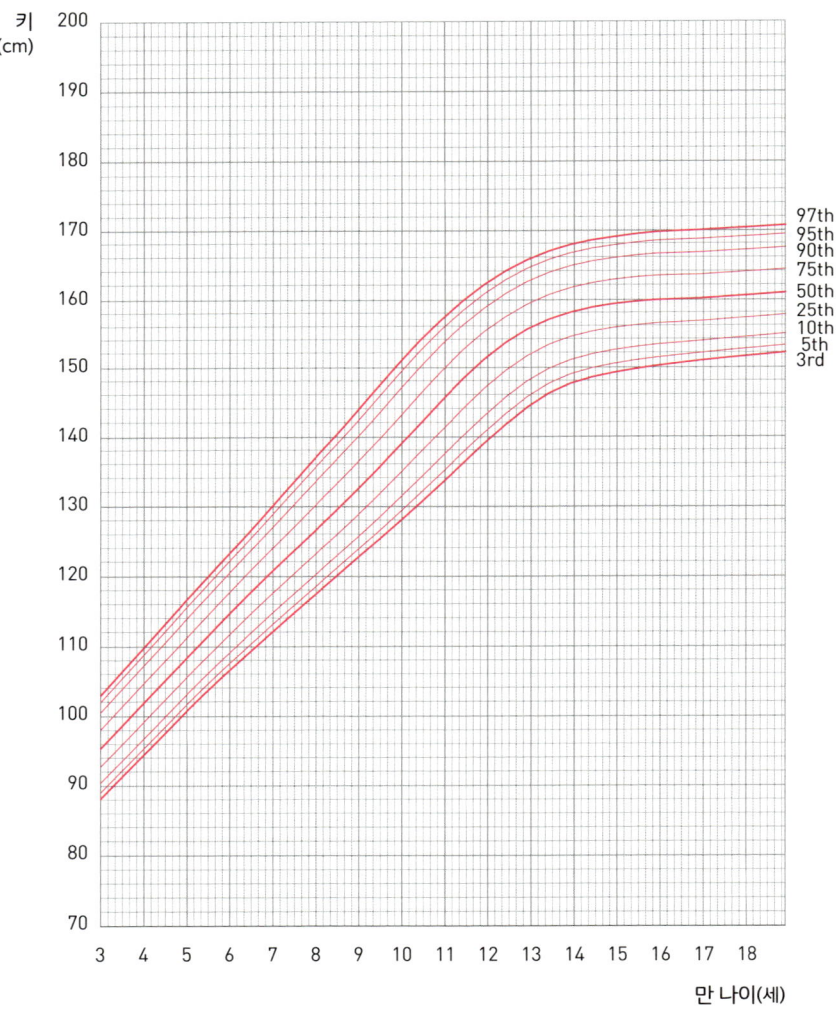

있다면 그저 체질적으로 작은 아이일 가능성이 높습니다. 하지만 만약 백분위수 50으로 잘 크던 아이가 갑자기 백분위수 25, 백분위수 10으로 곡선이 아래로 꺾인다면 만성 질환으로 인한 성장 지연 때문에 성장 속도에 문제가 생겼다는 신호일 수 있습니다. 이 신호를 통해 우리는 성장 문제를 조기에 발견하고 대처할 수 있습니다.

또한 성장 곡선은 마치 '성장 탐정'처럼 성장 문제의 원인을 추적하는 단서가 되기도 합니다. 성장 곡선의 패턴에 따라 성장 장애의 원인을 어느 정도 추정해 볼 수 있기 때문입니다. 키가 꾸준히 작은 편이지만, 곡선을 잘 따라 가는 경우에는 유전적인 요인이 큰 가족성 저신장이나, 늦게 크는 체질인 체질성 성장 지연을 의심해 볼 수 있습니다. 반면, 정상적으로 크다가 갑자기 성장이 멈춘 경우에는 성장호르몬 결핍, 갑상선(갑상샘) 기능 저하증 같은 호르몬 문제나, 다른 만성 질환의 발병을 의심해 볼 수 있습니다. 키에 비해 체중이 많이 나가는 경우에는 단순 비만이 아닌, 갑상선 문제나 쿠싱증후군과 같은 특정 내분비 질환을 감별해야 합니다. 이처럼 성장 곡선은 담당 의사가 아이의 상태를 진단하고 다음 검사 계획을 세우는 데 매우 중요한 정보를 제공합니다.

성장 치료를 시작한 후에도 그 효과를 가장 객관적으로 보여주는 것이 바로 성장 곡선의 변화입니다. 치료 후 아이의 성장 위치가 위로 올라간다면, 치료가 효과적으로 이루어지고 있다는 뜻입니다. 아이가 건강하게 자신의 성장 곡선을 잘 따라가고 있다는 것을 확인하는 것만으로도 부모님은 불필요한 걱정에서 벗어나 과도한 검사나 치료에 드는 비용과 시간을 절약할 수 있습니다.

오늘부터 우리 아이 성장 일지를 만들어보세요. 질병관리청에서 제공하는 성장 도표를 출력하여 6개월마다 아이의 키와 몸무게를 기록하고, 직접 성장 곡선을 그려보는 것은 어떨까요? 이 작은 실천이 우리 아이의 건강한 성장을 지키는 가장 확실하고 현명한 첫걸음이 될 것입니다.

키가 자라는 결정적 타이밍은 따로 있다

아이의 키 성장 여정을 마라톤에 비유하곤 합니다. 꾸준히 달려야 하는 긴 레이스지만, 그 안에도 분명 승부처가 되는 결정적인 구간, 즉 '골든 타임*golden time*'이 존재합니다. 이 중요한 시기를 놓치지 않고 제대로 관리해주는 것이 우리 아이의 최종 키를 좌우하는 핵심입니다. "때를 놓치면 후회한다"라는 말이 키 성장에도 적용되는 셈이죠.

특히 최근 우리 아이들의 성장 환경과 패턴이 과거와 달라지면서, 이러한 시기별 특징을 더욱 정확히 이해하고 맞춤형으로 대응하는 것이 중요해졌습니다. 아이들은 태어나서 성인이 될 때까지 크게 네 번의 성장 단계를 거치며 자랍니다. 단계마다 성장 속도와 특징이 다르므로, 우리 아이가 현재 어느 단계에 있는지 정확히 알

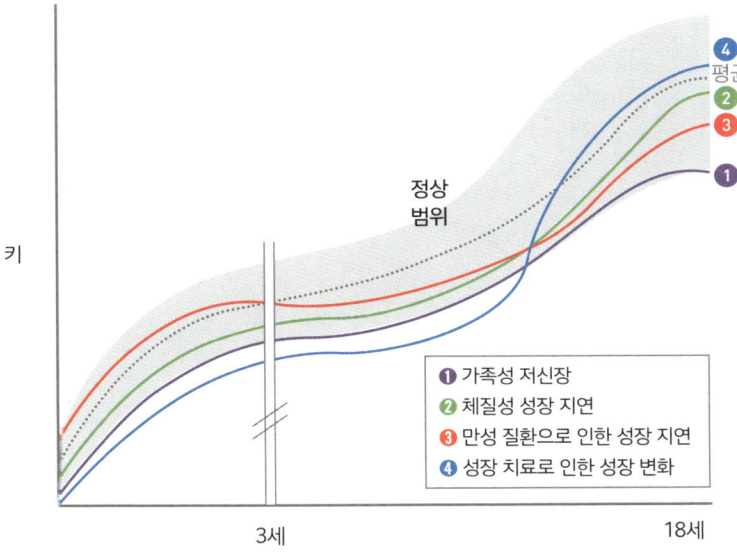

키

정상
범위

④
평균
②
③
①

❶ 가족성 저신장
❷ 체질성 성장 지연
❸ 만성 질환으로 인한 성장 지연
❹ 성장 치료로 인한 성장 변화

3세   18세

- 가족성 저신장은 성장 곡선이 항상 아래쪽(3~10%)으로 평행하게 지속됩니다. 성장 속도는 정상이지만 출발점이 낮아 변동 없이 하위 백분위로 유지됩니다.
- 체질성 성장 지연은 성장 초기에는 하위(3~10%)로 시작하다가 사춘기에 S자형 급상승하여 결국 중상위(50%)로 도달하는 곡선 점프가 특징입니다.
- 만성 질환으로 인한 성장 지연은 곡선이 점차 하향하여, 정상에서 시작해 점점 하위 백분위로 내려갑니다. 성장 속도가 둔화되며 곡선이 휘어집니다.
- 성장 치료로 인해 변화가 있는 경우 초기에는 하위 백분위를 유지하지만, 치료 시작 후 곡선이 급격하게 상위로 점프하며 평행 변화를 보입니다.

시기별 성장 속도

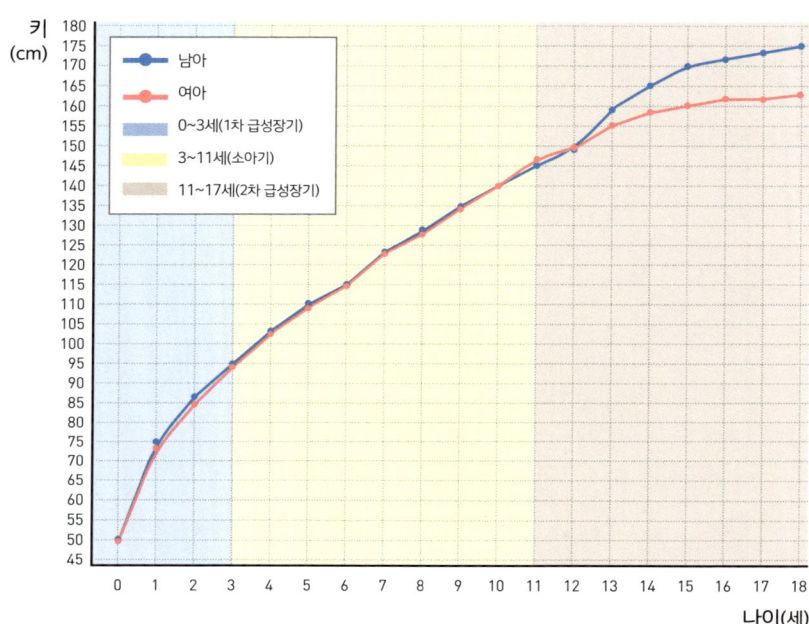

키(cm) / 나이(세)

- 남아
- 여아
- 0~3세(1차 급성장기)
- 3~11세(소아기)
- 11~17세(2차 급성장기)

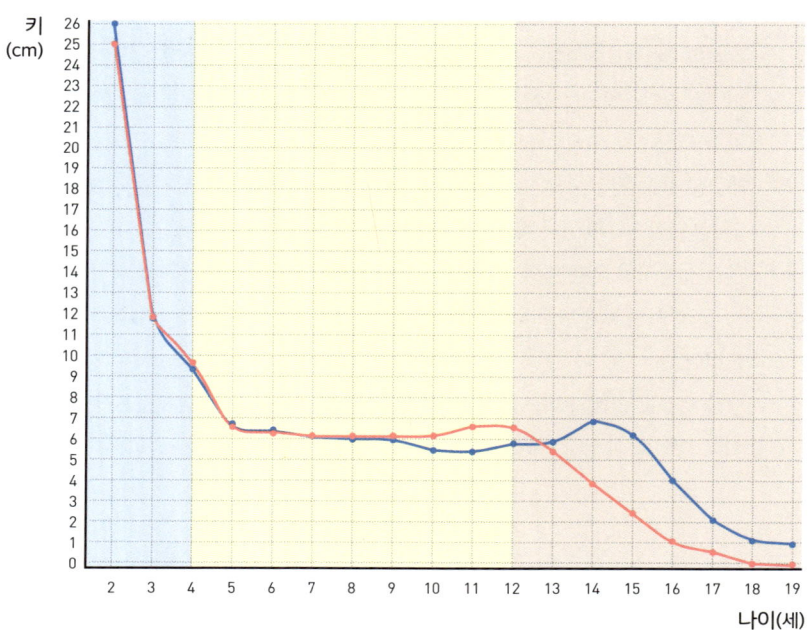

키(cm) / 나이(세)

- 여아의 경우 연간 성장률이 가장 높아지는 시점(성장 급증기)이 남아보다 일찍 나타납니다. 그래프상 대략 만 10~11세 부근에서 성장률 정점을 보입니다. 남아의 경우 여아보다 1~2년 늦은 만 12~13세 부근에서 성장률 정점을 보입니다.
- 성장 급증기 동안 연간 성장률의 최대치는 일반적으로 남아가 여아보다 더 높게 나타납니다.
- 성장 급증기 이후 성장률이 감소하며 성장이 둔화되는 시점도 여아가 남아보다 빨리 나타나는 경향을 보입니다.

고 그에 맞는 관리를 해줘야 합니다. 왼쪽 페이지의 시기별 성장 속도 도표에 제시된 연령별 평균 키나 성장률은 우리나라 남아와 여아의 표준 성장 도표에서 중간값(백분위수 50, 50th percentile)을 기준으로 한 평균적인 수치입니다.

키 성장 4번의 기회를 절대 놓치지 마세요

▶ 1단계 : 생후 3년, 폭풍 성장의 시기
성인 키의 40~45%가 결정되는 시기

성장 1단계는 출생 후 만 3세까지 인생에서 키가 가장 빠르게 자라는 그야말로 '폭풍 성장기'입니다. 남자아이는 태어나 첫 1년 동안 약 25cm, 2년 차에는 약 11cm, 그리고 3년 차에는 약 8cm 정도 자라며, 이 시기에 이미 성인 예측 키의 약 40%에 도달합니다. 여자아이는 마찬가지로 첫 1년간 약 25cm, 2년 차 11cm, 3년 차 8cm 정도 성장하며, 성인 예측 키의 약 45%까지 자라납니다. 성장의 튼튼한 기초를 다지는 1차 급성장기로, 생애 첫 3년이 평생 키를 좌우할 만큼 중요합니다. 이 시기의 성장은 단순히 키만 크는 것이 아니라, 뇌를 포함한 신체 모든 기관이 급격히 발달하는 과정과 함께 이루어집니다. 따라서 이 시기의 건강한 성장은 아이의 인지 능력, 운동 능력 발달에도 큰 영향을 미칩니다.

키가 폭발적으로 자라나는 첫 번째 급성장기는 성장에 필요한 재료를 충분히 공급하고, 성장이 잘 이루어질 수 있는 환경을 만들어주어야 하는 시기입니다. 균형 잡힌 영양을 충분히 공급하고 안정적인 수면 환경을 조성해야 합니다. 특히 저체중으로 태어난 아기는 성장을 위해 영양과 수면을 더욱 세심히 관리해야하며 정기적인 영유아 검진을 통해 성장 속도를 확인하는 것이 좋습니다.

| 성장 1단계 로드맵 |

성장의 원동력, 충분하고 균형 잡힌 영양	모유나 분유를 통해 충분한 영양을 공급하고, 이유식 시기에는 단백질, 칼슘, 철분 등 필수 영양소가 부족하지 않도록 식단을 세심하게 구성해야 합니다. 특히 저체중으로 태어났거나 먹는 양이 적은 아이는 소아청소년과 의사와의 상담을 통해 영양 상태를 점검받는 것이 좋습니다. 최소 500g 이상 매달 체중이 꾸준히 늘고 있는지도 꼭 확인해야 합니다.

성장에 꼭 필요한 성장호르몬	신생아는 하루 14~17시간, 영유아는 11~14시간의 수면이 필요합니다. 성장호르몬 분비를 돕기 위해서는 단순히 오래 재우는 것보다 일정한 시간에 잠자리에 들고, 푹 잘 수 있는 조용하고 어두운 환경을 만들어주는 것이 더욱 중요합니다.
성장을 방해하는 장애물 제거	잔병치레는 아이의 성장 에너지를 빼앗아 갈 수 있습니다. 감염병 예방을 위해 제때 필수 예방 접종을 하고, 위생 관리에 신경 써주세요. 정기적인 영유아 건강검진을 통해 아이의 성장 발달 상태를 꾸준히 확인하는 것이 중요합니다.
놀이가 곧 성장 자극	뒤집고, 기고, 걷고, 뛰는 모든 과정이 성장판을 자극하고 뼈와 근육을 튼튼하게 만듭니다. 안전한 환경 속에서 아이가 충분히 몸을 움직이며 놀 수 있도록 격려해주세요. 햇볕을 쬐며 하는 야외 활동은 비타민D 합성을 도와 뼈 건강에 더욱 좋습니다.

▶ **2단계 : 3세부터 사춘기 전까지, 성장호르몬이 주연으로!**

성인 키의 40%가 결정되는 시기

성장 2단계는 만 3세부터 사춘기 시작 전으로, 성장의 숨을 고르고 다지는 시기입니다. 성장 속도는 연평균 5~7cm로 이전보다 다소 완만해지지만 꾸준히 성장하며 사춘기 급성장을 준비합니다. 남자아이는 연간 평균 5~6cm씩 안정적으로 성장하며, 만 10세가 되면 평균 키가 약 139cm 정도에 이릅니다. 여자아이는 연간 평균 5~6cm씩 자라며, 만 10세 기준 평균 키는 약 137cm입니다. 여자아이는 보통 이 시기 후반부터 유방 발달 등 사춘기 징후가 서서히 나타날 수 있습니다.

이 시기에 가장 중요한 것은 균형 잡힌 식사, 충분한 수면, 규칙적인 운동 등 올바른 생활 습관을 형성하는 것입니다. 이때 잡힌 습관이 평생의 키와 건강을 좌우할 수 있습니다. 또한, 1년간 키 성장 속도가 4cm 미만이라면 성장 저하를 의심해볼 수 있으므로 전문가와 상담해야 합니다. 여자아이의 경우, 특히 사춘기 전에 키가 자랄 수 있는 결정적인 시기이므로 꾸준히 잘 성장하고 있는지 눈여겨볼 필요가 있습니다. 남녀 모두 성조숙증 징후가 나타나지 않는지도 세심하게 관찰해야 합니다.

만 3~7세 유치원 시기에는 '잠, 밥, 운동(놀이)' 3박자가 조화를 이루어야 합니다. 특히 밤 10시 이전에 취침하고, 9~11시간 충분히 깊이 자는 것이 중요합니다. 영양 면에서는 편식을 예방하고 다양한 음식을 경험하게 해주세요. 운동은 억지로 시키기보다는 친구들과 신나게 뛰어놀 수 있는 시간을 확보해주는 것이 좋습니다. 6개월~1년 간격으로 키와 체중을 측정하여 성장 도표에 기록하고, 연간 4cm 미만으로 자랄 시 성장 클리닉을 방문하여 상담할 것을 고려해야 합니다.

만 7~10세의 초등 저학년 시기는, 여아의 경우 사춘기 급성장 전 마지막 골든 타임입니다. 사춘기 전에 키가 클수록 최종 키도 클 가능성이 높으므로, 이 시기에 꾸준한 성장세를 유지하는 것이 중요합니다. 잠, 운동, 영양의 균형을 지속적으로 관리해야 하며, 특히 성조숙증 징후가 나타나지 않는지 세심하게 관찰해야 합니다. 편식, 소아 비만 등의 문제가 있다면 적극적으로 관리해야 합니다.

▶ 3단계 : 사춘기, 성호르몬과 함께 마지막 성장 스퍼트

성장 3단계인 사춘기는 성장의 마지막 스퍼트spurt를 내는 시기입니다. 성호르몬의 영향으로 키가 다시 한번 급격하게 자라는 2차 급성장기이자 마지막 급성장기이지요. 마치 멈춰 있던 성장 시계가 다시 빠르게 돌아가듯, 성호르몬의 영향으로 키와 신체 모든 부분이 극적으로 변화합니다. 남자아이는 평균 만 12~13세에 성장 급등기에 본격적으로 진입하여, 이때 연간 9~10cm까지도 자랄 수 있습니다. 고환 크기 증가, 음모 발달, 변성기 등 2차 성징이 뚜렷해집니다. 이후 만 14~15세경 성장 고점기를 지나며 평균 키 약 173cm에 근접하게 됩니다. 여자아이는 남아보다 약 2년 정도 빠른 평균 만 10~11세에 성장 급등기를 맞이하며, 연간 8~9cm까지 성장합니다. 가슴 발달, 음모 발달 등이 나타나고, 초경을 시작할 무렵 성장 속도가 정점을 찍은 후 서서히 감소하는 경향을 보입니다. 만 13~14세경 성장 고점기를 지나며 평균 키 약 161~162cm에 도달합니다.

평균적으로 사춘기 동안 남아는 평균 25~30cm, 여아는 평균 20~25cm 성장합니다. 남은 성장 잠재력을 최대한 발휘해야 하는 마지막 기회이자, 성장판이 닫히기 시작하므로 더 집중해서 관리해야 하는 시기입니다. 폭발적인 성장을 뒷받침할 양질의 영양소 섭취, 질 높은 수면, 성장판을 자극하는 운동, 바른 자세 유지가 중요하며, 사춘기 진행 속도와 심리적 변화에도 세심한 주의가 필요합니다.

    사춘기가 시작되고 진행되는 초등 고학년부터 중1 시기에는 학업 등으로 바쁘기 때문에 현실적으로 실천 가능한 관리가 중요합니다. 폭발적인 성장을 뒷받침할 양질의 영양소(특히 단백질, 칼슘, 비타민D, 아연)를 섭취해야 하고, 정크푸드를 멀리해야 합니다. 수면은 양보다는 질 높은 숙면에 집중하여 성장호르몬 분비를 극대화해야 합니다. 성장판을 자극하는 줄넘기, 농구 등 점프 운동을 하고, 장시간 앉아 있는 습관 탓에 나타나기 쉬운 자세 불균형을 교정해야 합니다. 사춘기 진행 속도가 너무 빠르지 않도록 수면, 체중, 스트레스 관리에 신경 쓰고, 신체 변화와 함께 찾아오는 심리적, 정서적 변화에도 세심한 주의가 필요합니다.

    일반적으로 여자아이가 남자아이보다 약 2년 정도 먼저 사춘기 급성장을 시작합니다. 여자아이는 초경을 시작할 무렵 성장 속도가 정점을 찍고 이후 서서히 감소하는 반면, 남자아이는 사춘기 중후반에 최대 성장 속도를 보이는 등 성장 패턴에도 차이가 있습니다. 그래서 사춘기 후반에 접어드는 중2 이후에는 남아와 여아의 성장 전략이 명확히 달라져야 합니다. 여아는 대부분 성장 속도가 현저히 느려지고 성장이 마무리되는 시기이므로, 무리하게 키 성장을 위해 노력하기보다는 건강 관리에 집중하는 것이 좋습니다. 적정 체중을 유지하고 자세를 관리하며 근력 및 유연성 운동을 해야 합니다. 반면, 남아는 만 17세 정도까지 성장이 지속될 수 있으므로, 성장판이 최대한 늦게 닫히도록 성장판을 자극하는 운동 및 근력 운동을 해야 합니다. 단백질, 칼슘, 아연 등을 충분히 섭취하며 영양 관리에 신경 쓰고, 규칙적인 수면 습관을 유지합니다.

| 성장 3단계 로드맵 |

영양	폭발적 성장을 위한 양질의 영양소를 공급해야 합니다. 키와 근육이 빠르게 자라는 만큼 단백질(살코기, 생선, 콩, 달걀), 칼슘(우유, 유제품, 뼈째 먹는 생선, 녹색 채소), 아연(굴, 육류, 견과류), 비타민D 등 필수 영양소를 부족함 없이 공급해야 합니다. 반대로 성장을 방해하고 성조숙증을 유발할 수 있는 고지방, 고당분 가공식품, 탄산음료, 패스트푸드는 최대한 피해야 합니다. 규칙적인 식사 시간과 건강한 간식 습관을 유지하는 것이 중요합니다.
수면	하루 8~10시간 수면을 권장하지만, 학업 등으로 시간이 부족하다면 깊은 잠의 질을 높이는 데 집중해야 합니다. 성장호르몬은 깊은 잠을 잘 때 가장 많이 분비되므로 잠들기 1~2시간 전 스마트폰이나 TV 사용을 금하고, 침실을 더 둡고 조용하게 만들고, 일정한 시간에 잠자리에 드는 등 숙면 환경 조성에 각별히 신경 써야 합니다.
운동	줄넘기, 농구, 배구처럼 점프 동작이 많은 운동은 성장판을 효과적으로 자극합니다. 주 3회 이상, 약간 숨이 찰 정도로 꾸준히 하는 것이 좋습니다. 또한 앉아 있는 시간이 길어지면서 거북목, 굽은 등, 척추측만증 등이 생기기 쉬우므로 바른 자세를 유지하고 틈틈이 스트레칭과 자세 교정 운동을 병행하는 것이 숨은 키를 찾는 비결이 될 수 있습니다.
성조숙증 관리	여아 만 8세, 남아 만 9세 이전에 사춘기 징후가 나타난다면 성장판이 일찍 닫혀 최종 키가 작아질 수 있습니다. 비만 예방, 규칙적인 수면, 스트레스 관리, 환경호르몬 노출 최소화 등을 통해 사춘기가 제때 시작되도록 관리하고, 의심 증상이 보이면 즉시 성장 클리닉 상담을 받아야 합니다.
마음 건강	질풍노도의 시기로, 급격한 신체 변화와 학업, 친구 관계 등으로 스트레스가 많은 시기입니다. 만성 스트레스는 성장호르몬 분비를 방해하므로 아이의 마음을 세심하게 살피고 충분한 대화와 공감, 지지를 통해 정서적 안정감을 주는 것이 중요합니다. 운동이나 취미 활동으로 스트레스를 해소할 수 있도록 도와주세요.

▶ **4단계 : 성장의 마무리, 건강 관리가 핵심**

성장 4단계는 성장이 완료되는 시기로, 성장판이 완전히 닫히면서 키 성장이 실질적으로 멈춥니다. 남자아이는 평균적으로 만 16~18세경 성장판이 닫히며, 우리나라 남아의 최종 평균 키는 약 174cm 전후로 보고됩니다. 다만, 뼈나이가 실제 나이보다 늦은 체질성 성장 지연의 경우, 20세 초반까지도 약간의 성장이 이어질 수 있습니다. 여자아이는 평균적으로 만 14~16세경 성장판이 닫히며, 최종 평균 키는 약 161~162cm 전후입니다. 더 이상의 키 성장은 기대하기 어렵지만, 바른 자세 유지, 근골격계 건강 관리, 적정 체중 유지 등 전반적인 건강을 관리해야 합니다.

과거와 비교했을 때 요즘 우리 아이들의 키 성장에는 몇 가지 두드러진 변화가 나타나고 있습니다. 먼저, 아이들의 성장 시기가 앞당겨졌습니다. 영양 상태 개선과 환경 변화 등으로 인해 사춘기 발현 시기가 과거보다 빨라지는 경향이 있습니다. 이로 인해 남아는 사춘기 성장 고점기가 과거 16~17세에서 최근에는 만 14~15세로, 여아는 15~16세에서 만 13~14세로 약 2년 정도 앞당겨졌습니다. 이렇듯 성장 시기가 앞당겨지면서 특히 중학교 시기에 성장폭이 집중되는 양상입니다. 남아는 중학교 시기에 약 26cm, 여아는 약 21cm가량 성장하며 전체 사춘기 성장의 대부분이 이 시기에 이루어집니다.

반면, 고등학생 시기의 성장폭은 과거에 비해 매우 줄어든 편입니다. 또한 전반적인 영양 및 생활 환경 개선으로 최근 10년간(2025년 기준) 초등학생 남아는 평균 4cm 이상, 여아는 2~3cm가량 키가 더 커졌습니다. 중학생의 경우 남아는 7cm 이상, 여아는 3cm 이상 평균 키가 증가한 것으로 나타납니다. 사춘기 시작이 빨라지는 경향이 뚜렷해지면서 성조숙증으로 진단받는 아이들도 늘고 있습니다. 성조숙증은 성장판을 일찍 닫히게 하여 최종 키를 작게 만들 수 있으므로 문제를 조기에 발견하고 적절하게 관리해야 합니다.

아이의 키 성장은 단순히 유전적인 요인만으로 결정되지 않습니다. 두 번의 결정적인 급성장기를 어떻게 보내는지에 따라 우리 아이의 최종 키는 분명 달라질 수 있습니다. 1차 급성장기에는 아이의 건강한 성장을 위한 환경을 만들어주고 좋은 습관의 기초를 닦아주는 부모의 적극적인 돌봄이 중요합니다. 반면, 2차 급성장기에는 아이 스스로 자신의 성장에 관심을 갖고 노력할 수 있도록 격려하고 지지하며, 올바른 방향으로 이끌어주는 안내자이자 동반자의 역할을 해야 합니다. 특히 사춘기에는 아이가 부모님의 관심이나 조언을 간섭으로 느끼고 반발할 수도 있으니, 아이의 마음을 존중하면서 소통하는 지혜가 필요합니다.

아이의 키 성장은 정해진 시간표대로 흘러갑니다. 이 시기를 어떻게 보내느냐, 즉 각 단계 특징에 맞춰 최적의 관리를 하느냐에 따라 우리 아이의 최종 키는 분명 달라질 수 있습니다. 지금 우리 아이가 어느 단계에 있는지 정확히 파악하고, 그 시기에 맞는 현명한 성장 전략을 실천하는 것, 그것이 바로 후회 없는 키 성장을 위한 첫걸음이자 부모의 중요한 역할입니다.

우리 아이, 최종 키는 얼마나 클까요?

"원장님, 우리 아이 최종 키, 얼마나 될까요? 미리 알 수만 있다면 속이 시원할 텐데요."

진료실에서 아이의 성장판 사진을 보며 부모님들께서 가장 많이, 그리고 가장 간절하게 던지시는 질문입니다. 사랑하는 내 아이가 앞으로 얼마나 자랄지, 미래의 모습을 조금이라도 엿보고 싶은 부모님의 마음, 저 역시 두 아이의 아빠로서 충분히 이해하고 공감합니다. 미래를 알 수 있다면 현재의 불안감을 덜고, 아이의 성장을 위해 더 효과적으로 계획을 세울 수 있을 테니까요. 아이의 최종 키를 예측하는 방법은 여러 가지가 있으며, 각각의 방법은 장점과 함께 그려해야 할 점이 있습니다.

최종 키 예측 방법

1. 부모 키로 가늠하는 방법(타너 공식, Mid-Parental Height, MPH)

가장 간편하게 아이의 유전적인 성장 잠재력을 대략 가늠하는 방법입니다. 이 공식은 우리 아이가 유전적으로 클 수 있는 대략적인 '잠재 키 범위'를 알려주는 참고값입니다. 하지만 이 방법은 어디까지나 단순 계산이므로, 부모님의 정확한 현재 키 정보를 사용해야 하며 실제 아이의 최종 키는 이 값에서 약 ±10cm까지도 차이가 날 수 있습니다. 즉, 같은 부모님 밑에서 자란 형제자매라 할지라도 최종 키는 서로 다를 수 있다는 의미입니다.

- 아들 키: (아빠 키 + 엄마 키 + 13) ÷ 2

- 딸 키: (아빠 키 + 엄마 키 − 13) ÷ 2

2. 뼈나이(골연령) 검사

현재 성장 클리닉에서 아이의 성장 상태를 평가하고 최종 키를 예측하는 가장 중요하고 객관적인 지표 중 하나입니다. 왼쪽 손목 엑스레이를 통해 손목뼈와 손가락뼈의 성숙도를 표준 뼈나이 사진과 비교하여 아이의 실제 뼈 성숙 단계를 평가합니다. 이를 통해 성장판이 얼마나 열려 있고 앞으로 성장할 시간이 얼마나 남아 있는지, 아이의 사춘기가 현재 어느 정도 진행되었고 언제쯤 마무리될지를 가늠하여 최종 키를 보다 현실적으로 예측하는 데 결정적인 단서를 얻습니다. 최종 키 예측은 뼈나이뿐 아니라 아이의 최근 성장 속도, 실제 나이, 사춘기 진행 단계, 전반적인 건강 상태 등을 종합적으로 고려하여 평가합니다.

3. 인공지능, 유전자 분석 등 최신 기술

최근 의학 기술의 발전으로 인공지능이나 유전자 정보를 활용하여 키를 예측하려는 시도가 활발히 이루어지고 있습니다. 키는 부모님으로부터 물려받는 유전적 영향이 매우 큰 특징입니다. 과학적으로

한 사람의 키는 '수천 개의 유전자'가 복합적으로 작용하여 결정되며, 쌍둥이 연구 등에 따르면 우리 아이 키의 약 70~80%는 유전적 요인으로 설명될 수 있다고 알려져 있습니다. 최근 대규모 유전자 연구에서는 키에 영향을 미치는 약 1만 2천 가지의 유전자 변이가 발견되기도 했습니다. 하지만 현재까지 밝혀진 유전자 변이들만으로는 키 차이의 약 40% 정도만 설명할 수 있어, 아직 유전자 정보만으로 개인의 최종 키를 100% 정확하게 예측하기에는 한계가 있습니다.

현재 국내 일부 병원에서는 성장호르몬이나 뼈 성장에 관련된 특정 유전자들을 검사하여 아이의 성장 잠재력을 파악하고, 이를 바탕으로 맞춤형 생활 습관 관리를 제안하기도 합니다. 또한, 인공지능을 이용해 유전자 정보만으로 최종 키를 예측하는 컴퓨터 프로그램도 연구 개발 중이며, 향후 예측 정확도가 더 높아질 것으로 기대됩니다. 이러한 최신 기술들은 현재는 뼈나이 검사와 전문의의 종합적인 판단을 보조하는 역할을 하고 있으나, 앞으로 아이의 성장 예측 및 관리에 더 많은 도움을 줄 수 있을 것입니다.

키 예측은 다양한 정보를 종합하여 아이의 성장 가능성과 남은 성장 시간을 이해하는 과정입니다. 앞서 여러 예측 방법을 말씀드렸지만, 아이의 최종 키를 '정확히 몇 cm다'라고 단정하기는 매우 어렵습니다. 키 성장에 다양한 변수가 존재하기 때문이지요. 부모님의 키만으로는 아이의 성장에 영향을 미치는 영양, 수면, 운동, 질병 유무, 스트레스 등 수많은 환경적 요소를 모두 반영할 수 없습니다. 같은 부모님 아래서 태어난 형제자매도 키가 제각각인 것을 보면 알 수 있죠. 사춘기가 언제 시작되고 얼마나 빠르게 진행되느냐는 최종 키에 매우 큰 영향을 미칩니다. 사춘기가 너무 빨리 오는 경우, 초반에는 또래보다 키가 잘 크는 것처럼 보일 수 있지만 성장판이 일찍 닫히면서 결국 유전적 예상 키보다 작아질 수 있습니다. 체질성 성장 지연 등으로 사춘기가 늦게 온다면, 일시적으로 또래보다 작아 보이더라도 다른 친구들보다 더 오랫동안 자라면서 결국 예측보다 더 클 수도 있습니다.

최종 키 예측의 정확도는 아이의 나이에 따라서도 달라집니다. 어린아이일수록 앞으로 겪게 될 변수가 많기 때문에 예측 오차 범위가 ±8~10cm 정도로 클 수 있습니다. 사춘기 후반, 성장판이 거의 닫히는 시기가 되면 성장 변수가 줄어들면서 오차 범위도 ±4~6cm 정도로 줄어듭니다. 따라서 아이가 현재 몇 살인지, 사춘기가 얼마나 진행되었는지 등 개인의 상태에 따라 예상 키와 실제 최종 키는 얼마든지 달라질 수 있다는 점을 꼭 기억해주시기 바랍니다.

그러나 최종 키를 예측하는 성장 곡선 추적과 뼈나이 평가는 아이의 성장이 올바른 방향으로 나아가고 있는지 알려주는 나침반 역할을 합니다. 만약 성장이 예상보다 더디거나, 뼈나이가 실제 나이와 큰 차이를 보인다면 그 원인을 찾아 해결할 결정적인 기회를 얻게 됩니다. 성장호르몬 결핍이나 갑상선 문제, 성조숙증 등 치료가 필요한 문제를 조기에 발견하고 적절히 대응할 수 있게 해주는 것이죠.

뜨한 우리 아이에게 성장할 시간이 얼마나 남아 있는지 알게 되면, 그 소중한 시간을 허비하지 않고 최대한 활용할 수 있습니다. 특히 치료나 집중 관리가 필요한 경우, 성장판이 충분히 열려 있는 골든 타임을 놓치지 않고 최적의 효과를 얻을 수 있습니다. 혹시나 하는 마음에 검사를 미루기보다 미리 확인하고 대비하는 것이 우리 아이의 성장 잠재력을 지키는 길입니다.

그리고 예상 키 범위를 알면 현실적인 성장 목표를 설정하고 관리 동기를 부여할 수 있습니다. 얼마나 클지 모르는 막연한 불안감에 시달리는 대신 구체적이고 현실적인 성장 목표를 세울 수 있습니다. 중요한 것은 특정 키에 도달하는 것이 아니라, 우리 아이가 가진 잠재력 범위 안에서 최대한 건강하게 성장하도록 돕겠다는 목표를 가지고 꾸준히 노력하는 것입니다. 부모와 아이 모두 성장 관리에 대한 긍정적인 동기를 가지고 성장을 위해 적극적으로 노력해야 하는 이유입니다.

조부모 키가 중요한 과학적 이유

"원장님, 저희 부부는 키가 보통인데 아이가 작아요. 그런데 듣고 보니 아이 할아버지가 고등학교 때 키가 훌쩍 컸다고 하시더라고요. 이것도 관계가 있나요?" 아이의 키 성장을 예측하고 현재 상태를 이해할 때, 우리는 흔히 부모님의 키를 가장 먼저 떠올립니다. 물론 부모님의 키는 매우 중요한 유전적 정보입니다. 하지만 때로는 그보다 한 세대 더 거슬러 올라가 할아버지와 할머니의 성장 패턴, 특히 사춘기 발현 시기를 살펴보는 것이 우리 아이의 성장 미스터리를 푸는 중요한 열쇠가 될 수 있습니다.

특히 아이가 또래보다 성장이 더딘 경우, '체질성 성장 지연Constitutional Growth Delay and Puberty, CGDP'을 고려해볼 수 있습니다. 체질성 성장 지연이란, 건강한 아이가 일시적으로 또래보다 키가 작고 사춘기도 늦게 시작하지만, 결국에는 정상적으로 성장하여 가족의 유전적인 키 범위 내에서 최종 성인 키에 도달하는 성장 패턴을 말합니다. 쉽게 말해 늦게 크는 아이들 혹은 '대기만성형 성장'이라고 이해할 수 있습니다. 이러한 체질성 성장 지연은 가족 내에서 유전적으로 이어지는 경우가 많습니다. 부모님 중 한 분 혹은 양가 조부모님 중에 늦게 성장한 경험이 있다면, 자녀나 손자, 손녀에게도 비슷한 성장 패턴이 나타날 확률이 높아집니다. 최근 연구에 따르면, 사춘기 시작 시기를 조절하는 성선자극호르몬분비호르몬GnRH과 관련된 특정 유전자들(KISS1, GPR54 유전자 계통 등)의 개인별 차이가 이러한 성장 패턴과 관련이 있으며, 이것이 세대를 거쳐 전달된다고 합니다. 실제로 한 연구에서는 할머니의 초경 연령이 손녀의 성장 예측에 있어 어머니의 초경 연령보다도 더 높은 상관관계(상관계수 0.78)를 보인다는 결과도 있었습니다. 이는 격세유전의 가능성을 시사하며, 조부모님의 성장 정보가 얼마나 중요한지를 보여줍니다.

진료실에서 또래보다 키가 유난히 작은 아이를 만났을 때, 부모님 키는 평균 범위인데 아이의 성장 속도가 더디다면 저는 조부모님의 성장 패턴을 꼭 여쭤봅니다. 만약 "아버님이 군대 가서도 키가 크셨대요" 또는 "어머님이 고등학교 졸업할 때쯤 초경을 하셨다고 들었어요"와 같은 답변을 듣게 된다면, 뼈나이 검사 결과가 실제 나이보다 2~3년 정도 뒤처지게 나오더라도 그 아이 역시 체질적으로 사춘기와 성장의 시기가 늦은 경우일 가능성이 큽니다. 성장호르몬 결핍증이나 다른 병적인 저신장이 아니라 친구들보다 조금 늦게 성장 레이스를 시작하지만 결국 자신에게 주어진 만큼 충분히 키가 클 수 있는 건강한 성장 패턴을 따르는 것이지요. 실제로 이러한 가족력을 확인했다면 아이에게 당장 특별한 의학적 문제가 발견되지 않는 한, 불필요한 호르몬 검사나 약물 치료, 성장호르몬 주사와 같은 적극적인 개입 없이 6개월에서 1년 간격으로 아이의 성장 속도를 성장 곡선에 꾸준히 기록하며 지켜보는 것이 좋습니다.

아이의 키 성장을 이해하는 데 있어 단순히 부모님의 현재 키만 보는 것을 넘어 할아버지, 할머니를 포함한 3세대의 성장 패턴, 특히 사춘기 발현 시기를 함께 살펴보는 것이 그 어느 때보다 중요해졌습니다. 만약 우리 아이의 성장 속도가 또래보다 더디거나 키가 작아 걱정되신다면, 부모님 자신의 성장 과정뿐만 아니라 양가 조부모님의 성장 및 사춘기 시기에 대한 정보도 함께 확인해보시길 권합니다. 언제쯤 키가 많이 크셨는지, 사춘기 징후는 언제 나타났는지 등을 구체적으로 여쭤보세요. 이러한 가족의 자세한 성장 히스토리는 성장 클리닉을 방문하여 전문가와 상담할 때 매우 귀중한 정보가 됩니다. 이를 통해 불필요한 검사나 과도한 걱정을 줄이고, 우리 아이가 가진 고유한 성장 리듬을 존중하며 건강하게 자랄 수 있도록 돕는 현명한 길을 찾을 수 있을 것입니다. 때로는 기다림과 믿음이 가장 좋은 처방이 될 수 있다는 것을 기억해주세요.

키 성장의 핵심 전략은 '지금'입니다

제가 진료실에서, 그리고 두 아들을 키우면서 얻은 가장 확실한 답은 이것입니다. 아이의 미래 키는 바로 '오늘' 우리 아이의 성장을 위해 부모가 무엇을 하느냐에 달려 있다는 것입니다. 최종 키 여측은 아이의 성장 가능성과 방향을 보여주는 소중한 지도이지만, 그 지도를 따라 목적지까지 안전하고 성공적으로 항해하는 것은 결국 오늘을 관리하는 부모의 세심한 항해술에 달려 있습니다. 아이의 키는 단순히 유전적 요인만으로 결정되지 않습니다. 다양한 후천적 요인들이 복합적으로 작용하며, 상당 부분은 부모님의 관심과 노력으로 충분히 관리할 수 있습니다.

6개월마다 아이의 키와 몸무게를 재고 성장 곡선에 표시하며 아이의 성장 상태를 파악하면서, 성장 속도의 추세 변화를 놓치지 말아야 합니다. 그리고 균형 잡힌 영양, 깊은 잠, 즐거운 운동, 긍정적인 마음. 이 네 가지 성장 기둥을 튼튼하게 세워주는 것이야말로 예측된 키를 넘어 아이의 잠재력을 최대한 끌어내는 비결입니다.

예측 검사 결과나 성장 과정 중 나타나는 변화, 걱정거리 등에 대해 주저하지 말고 담당 의사와 상담하는 것도 필요합니다. 정확한 정보와 맞춤 조언은 부모님의 불안감을 덜어주고, 아이 성장에 실질적인 도움을 줄 것입니다.

부모님의 믿음과 꾸준함이 아이의 내일을 만듭니다. 예상 키라는 숫자에 얽매여 조급해하거나 실망하기보다는 우리 아이의 건강한 오늘에 더 집중해주세요. 아이가 잘 먹고, 푹 자고, 신나게 뛰어놀며 밝게 웃는 모습, 그것이 바로 건강한 성장의 가장 확실한 증거입니다. 최종 키 예측을 통해 얻은 소중한 정보를 바탕으로, 부모님의 따뜻한 사랑과 흔들림 없는 꾸준한 관리가 더해질 때, 우리 아이는 자신의 가능성을 최대한 펼치며 더욱 빛나는 내일을 향해 힘차게 자라날 것입니다.

| 성장의 영향 요인에 따른 관리 가능성 |

영향 요인	성장에 미치는 영향	관리 가능성
유전적 요인	성장의 기본 설계도, 부모님에게 물려받은 타고난 키의 잠재적 범위	조절 불가
영양	충분하고 균형 잡힌 영양(단백질, 칼슘, 비타민D, 아연 등) 섭취, 결핍 시 성장 지연 초래	충분히 조절 가능
수면	성장호르몬 분비의 황금 시간, 깊고 충분한 수면 필수, 만성 수면 부족은 성장 방해	조절 가능
운동	적절한 성장판 자극 운동은 성장 촉진, 과도하거나 부적절한 운동은 오히려 방해	조절 가능
스트레스	만성 스트레스와 정서적 불안정은 성장호르몬 분비 억제, 성장 저해 요인	조절 가능
성조숙증	사춘기가 비정상적으로 빨리 시작되어 성장판 조기 골단 융합 유발, 최종 키 감소	조기 진단 및 치료로 관리 가능
호르몬 결핍 등 질환	성장호르몬 결핍, 갑상선 기능 저하증, 내분비 질환, 만성 소모성 질환 등	조기 진단 및 치료로 관리 가능

우리 아이 성장 상태 체크리스트

각 항목을 읽고 우리 아이에게 해당한다면 [V] 표시를 해주세요.

1. 성장 속도 및 현재 키 상태 : 얼마나 자라고 있나요?

☐ 만 3세 이후, 최근 1년 동안 키가 4cm 미만으로 자랐다.

☐ 같은 나이, 같은 성별의 아이들 100명 중에서 키가 3번째 이내로 작은 편이
다. (하위 3% 미만)

☐ 반 친구들과 비교했을 때 키 차이가 약 10cm(절대적인 기준은 아니며, 아이의
연령이나 부모님의 키에 따라 차이가 있을 수 있음) 이상 눈에 띄게 난다.

☐ 이전에는 잘 자랐는데, 최근 1~2년 사이 키 성장 속도가 눈에 띄게 느려졌다.

☐ 성장 도표에서 키 백분위수가 지속적으로 감소하고 있다. (예: 백분위수 50
→ 백분위수 25 → 백분위수 10)

2. 사춘기 발달 시기 : 사춘기가 시작되었나요?

☐ (남아) 만 9세 이전에 고환이 눈에 띄게 커지기 시작했다. (엄지손톱보다 크거
나 알밤 크기 정도)

☐ (남아) 만 14세가 넘었는데도 고환이 커지는 등 사춘기 징후가 전혀 나타나지 않는다.

☐ (여아) 만 8세 이전에 가슴에 멍울이 잡히거나 아프다는 느낌이 있다.

☐ (여아) 만 13세가 넘었는데도 가슴 발달 등 사춘기 징후가 전혀 나타나지 않는다.

☐ 전반적으로 또래 아이들에 비해 사춘기 발달이 너무 빠르거나 느리다고 느껴진다.

3. 체중 및 전반적인 건강 상태 : 체중 및 건강 상태는 어떤가요?

☐ 지나치게 말랐거나(BMI 백분위수 5 미만), 과체중 또는 비만(BMI 백분위수 85/95 이상)에 해당한다.

☐ 최근 6개월~1년 사이에 특별한 이유 없이 체중이 급격하게 늘거나 줄었다.

☐ 출생 시 체중이 2.5kg 미만이었거나, 임신 주수에 비해 매우 작게 태어났고(부당경량아, SGA), 만 2~4세까지도 또래의 평균 성장 수준을 따라잡지 못했다.

☐ 만성 질환(신장·심장·소화기 질환, 심한 천식, 아토피 피부염, 알레르기 비염 등)을 진단받았거나 지속적으로 치료받고 있다.

☐ 식욕이 매우 부진하여 잘 먹지 않거나, 특정 음식만 고집하는 심한 편식 습관이 있다.

☐ 평소 기운이 없고 자주 피곤해하며, 활동량이 눈에 띄게 적다.

☐ 키나 외모 때문에 스스로 위축되거나 스트레스를 많이 받고, 자신감이 부족해 보인다.

4. 가족력 및 기타 환경 요인 : 가족력 및 기타 환경은 어떤가요?

☐ 부모님의 키를 기준으로 계산한 아이의 유전적 예상 키보다 현재 키가 8cm(절대적인 기준은 아니며, 아이의 연령이나 부모님의 키에 따라 차이가 있을 수 있음) 이상 작다.

    ＊예상 키: 남아 = (아빠 키+엄마 키+13)/2, 여아 = (아빠 키+엄마 키-13)/2

☐ 부모님, 형제자매 또는 조부모님을 포함한 가까운 친척 중에 키가 매우 작거나(성인 저신장), 사춘기가 유난히 늦었거나(체질성 성장 지연), 빨랐던(성조숙증) 분이 있다.

☐ 가족 중에 성장호르몬 결핍증, 갑상선 질환, 터너 증후군 등 성장 관련 질환을 앓았거나 앓고 있는 분이 있다.

결과 확인

체크한 항목이 하나라도 있다면, 우리 아이의 성장에 대해 조금 더 주의 깊게 살펴볼 필요가 있다는 신호입니다. 아이의 성장을 위해 6개월마다 정기적으로 체크해보기를 권장합니다. 다만, 이 체크리스트는 부모님들의 이해를 돕기 위한 참고 자료이며, 전문의의 진단과 상담을 절대 대체할 수 없습니다. 체크 결과 걱정되는 부분이 있다면, 반드시 소아청소년과 또는 성장 클리닉을 방문하여 정확하게 검사해보세요. 또한 질병관리청 성장 상태 측정계산기를 활용하면 가정에서도 성장 도표를 통해 우리 아이 의 성장 상태를 점검해볼 수 있습니다. 오른쪽의 QR 코드를 활용해 성장 상태를 측정해보세요!

키 작은 아이에게 꼭 필요한 대화법

"우리 아이 키, 조금이라도 더 컸으면 좋겠는데…"

"혹시 키 때문에 아이가 나중에 힘들어하면 어쩌지?"

아이의 키 성장을 지켜보는 부모님의 마음속에는 기대와 불안감이 공존합니다. 내 아이가 건강하게 잘 자라주기를 바라는 마음, 혹시 키 때문에 아이가 위축되거나 불이익을 겪지는 않을까 염려하는 마음은 너무나 자연스러운 감정입니다. 문제는 이러한 부모의 불안과 기대가 아이에게 어떻게 전달되느냐 하는 것입니다. 자칫 잘못된 방식으로 표현할 경우, 아이에게 큰 부담을 주거나 자존감에 상처를 입힐 수 있습니다. 키 성장을 돕기 위한 노력이 오히려 아이와의 관계를 멀어지게 하고, 아이 마음에 부정적인 영향을 미칠 수도 있는 것이죠. 그렇다면 아이의 키 성장에 대한 우리의 바람과 걱정을 어떻게 하면 건강하게 표현하고, 아이와 긍정적으로 소통할 수 있을까요?

아이에게 직접적으로 키에 대한 압박을 주는 말은 아이의 성장에 오히려 역효과를 낳기 쉽습니다. "키 크려면 밥 좀 많이 먹어", "너는 왜 이렇게 키가 안 크니?"와 같은 말은 아이에게 스트레스를 줍니다. 만성 스트레스는 성장호르몬 분비를 억제하여 오히려 성장을 방해할 수 있습니다. "옆집 ○○는 벌써 저만큼 컸는데…"와 같은 비교는 아이의 자존감을 갉아먹고, 자신을 부족하게 느끼게

합니다.

키 성장을 위해 식사와 취침에 관해 과도하게 잔소리하면, 아이가 식사 자체를 거부하거나, 잠자는 시간에 대한 부정적인 감정을 가질 수 있습니다. 건강한 습관 형성에 오히려 방해되죠. 잘못된 소통은 결과적으로 부모와 아이 사이의 신뢰 관계에도 부정적인 영향을 줍니다.

아이의 마음을 지키면서 성장을 돕는 대화는 다음 원칙들을 기억하는 것에서 시작됩니다. 먼저 대화의 초점을 키 대신 '건강'에 맞춰 몇 cm 더 크는 것보다 건강하고 튼튼하게 자라는 것을 목표로 대화해야 합니다. "키 커야 한다"는 말 대신, "튼튼한 뼈를 만들려면 우유나 멸치를 먹는 게 좋대", "밥 잘 먹고 푹 자면 내일 신나게 뛰어놀 에너지가 생길 거야"처럼 건강과 연결 지어 설명하는 것이 좋습니다.

혹시 아이가 키 때문에 속상해하거나 친구에게 놀림당했다고 이야기한다면 "괜찮아"라며 넘어가거나 해결책부터 제시하기보다, 아이의 감정을 먼저 충분히 공감하고 위로해주세요. "그랬구나, 친구 말 때문에 아주 속상했겠다", "키 때문에 신경 쓰이는구나"라고 아이의 마음을 읽어주는 것만으로도 아이는 큰 위안을 얻습니다.

"키 크려면 일찍 자!"라고 지시하기보다 우리 가족 모두 건강을 위해 일찍 자는 습관을 만들어보자고 제안해보세요. 아이를 건강 관리의 주체로 세우고, 가족 전체가 팀플레이로 함께 노력하는 모습을 보여주는 것이 효과적입니다. "오늘은 어떤 건강한 간식을 같이 만들어볼까?" 제안하고 건강을 위한 노력에 아이의 참여를 유도해보세요.

형제자매, 친구 또는 성장 도표의 평균치와 아이를 직접적으로 비교하는 말은 피해주세요. 아이는 세상에 단 하나뿐인 소중한 존재이며, 자신만의 성장 속도가 있음을 인정해줘야 합니다. 키가 얼마나 자랐는지 결과에만 집중하기보다 아이가 건강한 습관을 위해 노력하는 과정 자체를 구체적으로 칭찬해주세요. "와, 오늘 줄넘기 100개나 했네. 정말 대단하다!", "어려웠을 텐데 채소까지 다 먹었구나. 정말 멋지다!" 같은 칭찬은 아이에게 긍정적인 동기를 부여합니다.

무엇보다 부모님이 건강한 식습관, 규칙적인 생활, 긍정적인 자세를 보여주는 것이 가장 좋은 교육입니다. 아이의 나이와 눈높이에 맞춰 쉽고 긍정적인 언어를 사용해주세요. 불안감을 조성하거나 겁주는 방식은 피해야 합니다. 그럼 이제 부모로서 아이에게 어떻게 말하면 좋을지 상황에 맞는 대화법을 알아볼까요?

[상황 1] 아이가 밥이나 특정 반찬을 잘 안 먹으려고 할 때
"이거 다 먹어야 키 큰다고 했지? 왜 이렇게 말을 안 들어?"라는 말 대신 이렇게 말해보세요.

- "이 반찬에 있는 좋은 영양소가 우리 몸을 튼튼하게 하고, 감기

같은 병균이랑 싸울 힘을 준대. 한번 먹어볼까?" (음식의 실제적인 기능 설명)

• "골고루 먹어야 네가 좋아하는 놀이를 할 때 지치지 않고 더 신나게 할 수 있어. 조금만 먹어 볼까?" (아이가 좋아하는 활동과 연결)

• "이 채소는 어떻게 요리하면 ○○이가 좀 더 맛있게 먹을 수 있을까? 엄마랑 같이 다음에는 다르게 만들어볼까?" (아이의 의견 존중 및 참여 유도)

• "그래, 지금 먹기 싫으면 억지로 먹지 않아도 괜찮아. 대신 다른 반찬이라도 충분히 먹자." (선택권 부여 및 압박감 해소)

[상황 2] 아이가 잠자리에 들기 싫어하며 더 놀고 싶어 할 때

"빨리 안 자면 키 하나도 안 커! 당장 불 꺼!"라는 말 대신 이렇게 말해보세요.

• "더 놀고 싶은 마음은 아는데, 우리 몸도 쉬어야 내일 학교 가서 공부도 하고 친구들이랑 신나게 놀 수 있잖아. 이제 잘 준비할 시간이야." (수면의 필요성을 현실적으로 설명)

• "푹 자고 일어나면 내일 아침에 몸도 가볍고 기분도 더 상쾌할 거야. 어서 자고 내일 더 재미있게 놀자." (수면 후 긍정적인 결과 강조)

• "자, 이제 TV는 그만 보고, 우리 몸을 쉬게 해줄 시간이야. 자기 전에 아빠가 책 읽어줄까? 아니면 조용한 음악 들을까?" (대안 제시 및 차분한 분위기 유도)

[상황 3] 아이가 "나 키 작아서 속상해"라고 말하거나 친구에게 키 때문에 놀림받고 왔을 때

"신경 쓰지 마. 너도 나중엔 다 커"라는 말 대신 이렇게 말해보세요.

- "그랬구나. 친구가 키 가지고 놀려서 정말 속상했겠다. (잠시 아이의 감정을 들어주는 시간 갖기) 기분이 어땠는지 엄마한테 좀 더 이야기해줄래?" (감정 공감 및 표현 기회 제공)

- "키는 사람마다 자라는 속도가 달라서 지금은 친구보다 키가 작을 수 있어. 그게 ○○이가 잘못했거나 부족해서 그런 건 절대 아니야. 그리고 ○○이가 키 말고도 잘하는 것도, 멋진 점도 훨씬 많잖아. 엄마는 [아이가 노력하는 모습, 구체적인 장점]을 볼 때 ○○이가 정말 자랑스러워." (사실 전달 및 아이의 가치 인정)

- "친구를 놀리는 건 정말 잘못된 행동이야. 그건 키가 크고 작은 것과는 다른 문제야. 다음에 또 그런 일이 있으면 혼자 속상해하지 말고 꼭 엄마한테 이야기해줘. 우리가 같이 어떻게 대처하면 좋을지 이야기해보자." (잘못된 행동 지적 및 문제 해결을 위한 지지 약속)

[상황 4] 건강한 생활 습관을 함께 이야기할 때

"키 크려면 매일 줄넘기 1000개씩 해야 해"라는 말 대신 이렇게 말해보세요.

- "우리 주말에 너무 앉아만 있는 것 같은데, 저녁 먹고 잠깐 같

이 공원이라도 한 바퀴 돌까? 같이 걸으면서 이야기도 하고."

(함께하는 활동 제안)

- "○○이가 좋아하는 [운동]을 꾸준히 하니까 확실히 [체력이 좋아진 점 등 긍정적 변화] 것 같아. 보기 좋다! 운동하면 몸도 건강해지고 키 크는 데도 도움이 된대." (관찰에 기반한 칭찬 및 긍정적 효과 연결)

- "일찍 자고 일찍 일어나면 아침에 덜 피곤하고, 주말에도 더 오랫동안 재미있게 놀 수 있는데, 우리 한번 같이 노력해볼까?"

(실질적인 이득 강조 및 협력 제안)

키는 단순히 신체적인 수치를 넘어 아이의 자신감, 사회성, 그리고 행복감과 깊이 연결되어 있습니다. 부모님의 믿음과 꾸준한 관심 속에서 아이는 키뿐만 아니라 세상을 향한 자신감과 행복을 함께 키워나갑니다.

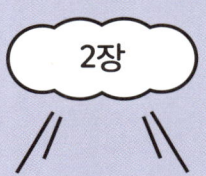

아이 키가
안 크는 진짜 이유

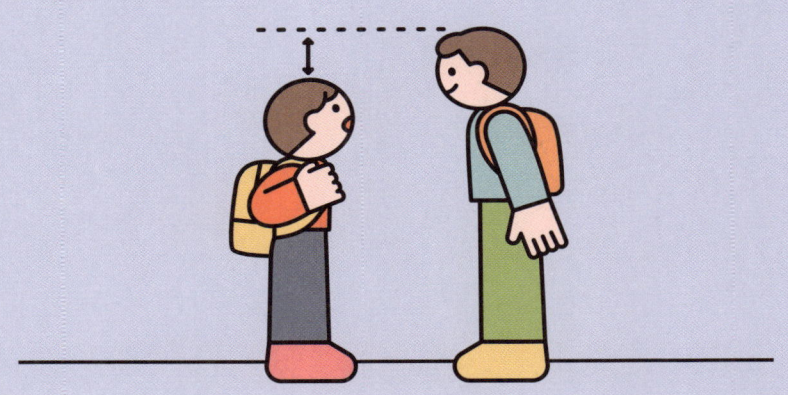

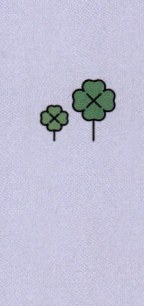

"원장님, 저희 부부 둘 다 키가 큰 편이 아니라서요. 아이 키는 거의 유전이라던데, 저희 아이도 결국 저희 닮아 작지 않을까요? 아무리 노력해도 소용없는 거 아닌가 하는 생각에 힘이 빠지네요."

진료실에서 적지 않은 부모님들이 이런 고민을 털어놓으십니다. '키는 유전'이라는 말이 마치 넘을 수 없는 거대한 벽처럼 느껴져 아이의 성장을 위해 뭔가 해보려는 의지마저 잃어버린 듯한 표정을 볼 때면, 저 역시 마음이 무거워집니다. 인터넷이나 주변에서 들리는 "키는 타고나는 거야"라는 말은 부모님들의 희망을 꺾기도 하죠.

물론 키 성장에서 유전적인 요인이 큰 부분을 차지하는 것은 명백한 과학적 사실입니다. 하지만 유전이라는 이유만으로 아이의 성장 가능성을 미리 단정 짓고 포기하는 것이 과연 최선일까요? 우리 아이의 성장을 가로막는 잘못된 믿음과 진실에 대해 파헤쳐보려 합니다.

키는 유전으로 결정될까요?

"그래서, 키는 유전인가요, 아닌가요?" 결론부터 말씀드리면 키 성장에 유전적 요인이 미치는 영향은 매우 큽니다. 여러 연구 결과를 종합해보면, 한 사람의 최종 키 중 약 70~80%는 부모로부터 물려받은 유전자에 의해 결정됩니다.

오른쪽 원 그래프를 보면 키 성장에 영향을 주는 원인으로 후천적 요인이 77%, 선천적 요인이 23%를 차지합니다. 이는 과거 우리나라가 경제적으로 발전하기 전의 상황을 잘 나타냅니다. 먹을 것이 부족하고 전반적인 생활 환경이 좋지 않았던 시절에는 아이들이 유전적으로 클 수 있는 잠재력을 충분히 발휘하지 못하는 경우가 많았습니다. 따라서 그 시절에는 영양 상태를 개선하고, 규칙적인 생활 습관을 만들어주는 등 후천적인 요인을 적극 관리하는 것만으로도 키가 훌쩍 크는 극적인 효과를 볼 수 있었습니다. 영양, 수면, 운동, 스트레스 관리 등 후천적 요인의 관리가 키 성장 가능성을 크게 좌우하던 시기였죠.

하지만 생활 환경이 전반적으로 풍족해진 오늘날에는 관점이 조금 달라졌습니다. 키가 크는 원인에 관한 현재의 관점을 보여주는 오른쪽 사각형 그래프를 보시면, 키는 유전적 요인 80%, 환경적 요인 20%로 결정됩니다. 이는 영양 상태가 상향 평준화된 지금은 후천적인 노력만으로 과거처럼 키를 극적으로 키우기는 어렵고, 타

키 성장에 영향을 미치는 요인

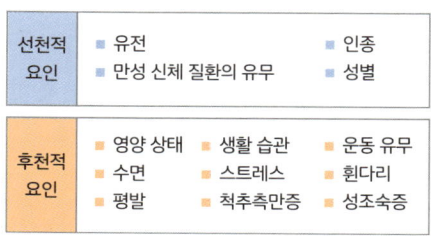

선천적 요인	■ 유전	■ 인종
	■ 만성 신체 질환의 유무	■ 성별

후천적 요인	■ 영양 상태	■ 생활 습관	■ 운동 유무
	■ 수면	■ 스트레스	■ 휜다리
	■ 평발	■ 척추측만증	■ 성조숙증

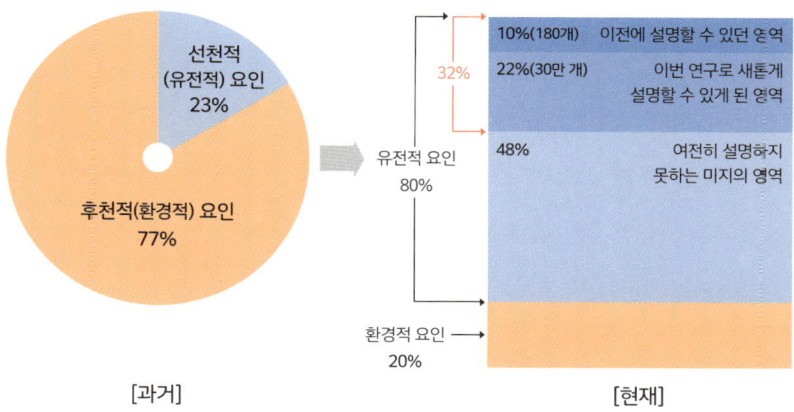

선천적 (유전적) 요인 23%

후천적(환경적) 요인 77%

[과거]

32%

10%(180개) 이전에 설명할 수 있던 영역
22%(30만 개) 이번 연구로 새롭게 설명할 수 있게 된 영역
48% 여전히 설명하지 못하는 미지의 영역

유전적 요인 80%

환경적 요인 20%

[현재]

과거에는 환경적(후천적) 요인이 키 성장에 미치는 영향이 크다고 보았으나, 현재는 키는 유전적 요인 80%와 환경적 요인 20%로 인해 결정된다고 여깁니다. 김희발 교수팀은 한국인 키를 결정하는 DNA 염기서열 30만 개를 추가로 찾아냈습니다. 이번 연구로 키를 결정하는 유전적 요인 80% 중 32%가 어느 DNA 염기서열에 있는지 알 수 있게 됐습니다.

고난 유전적 잠재력의 영향이 더 커졌음을 의미합니다. 여기서 중요한 점은 '유전이 80%'라는 말이 '모든 것이 정해져 있다'라는 뜻은 아니라는 것입니다. 이 80%라는 유전 영향도 1~2개의 유전자로 결정되는 것이 아니라, 수백만 개의 유전 변이가 복합적으로 작용하여 결정됩니다. 최근 국내 연구진(김범준 교수팀)이 300만 개 이상의 유전 변이를 추가로 찾아냈음에도, 여전히 유전적 요인의 48%는 원인을 알 수 없는 미지의 영역으로 남아 있습니다.

오늘날 키 성장 관리의 핵심은 타고난 유전적 잠재력을 최대한 발휘할 수 있도록 환경적 요인인 20%를 어떻게 관리하느냐에 달려 있습니다. 바로 이 20%의 노력이 아이의 최종 키를 바꾸는 결정적인 역할을 하는 것입니다. 저는 진료 경험을 통해 이 노력이 유전적으로 예측된 키에서 최대 5~10cm까지도 차이를 만들 수 있다고 생각합니다.

아이의 건강한 성장을 위해서는 모든 요인이 다 중요합니다. 유전이라는 훌륭한 설계도 위에 영양, 수면, 운동, 스트레스 관리라는 좋은 자재로 집을 짓는다는 생각으로, 우리 아이의 성장 환경을 꼼꼼히 점검해주시는 것이 현명한 부모님의 역할일 것입니다.

진료실에서 "저희 부부가 작으니 아이도 어쩔 수 없죠"라며 체념하시는 부모님들을 뵐 때면 마음이 참 아픕니다. 물론 유전의 영향은 무시할 수 없습니다. 하지만 '어쩔 수 없다' 생각하는 순간, 우리가 아이를 위해 해줄 수 있는 소중한 20~30% 가능성마저 놓치게 됩니다. 우리가 바꿀 수 없는 것에 좌절하기보다 우리가 아이를 위해 '해줄 수 있는 일'에 집중하는 것이 훨씬 긍정적이고 희망적입니다. 바로 이 20~30% 환경적 요인을 어떻게 관리하느냐에 따라 아이의 최종 키는 분명 달라집니다. 사랑과 노력이 아이의 미래를 바꾸는 기적을 만듭니다. 포기하지 마세요!

팩트 체크

키 성장, 유전과 환경에 대한 진실

- 팩트① 성인이 되었을 때 최종 키의 약 70~80%는 유전적 요인의 영향을 받습니다.
- 팩트② 키 성장의 나머지 20~30%는 영양, 수면, 운동, 질병 유

무, 스트레스 등 환경적, 후천적 요인에 의해 결정됩니다.

- **팩트③** 부모님의 키가 크다고 방심은 금물! 좋은 유전자를 물려받았더라도 성장 관리가 소홀하면 아이는 자신의 유전적 잠재력만큼 크지 못할 수 있습니다.

- **팩트④** 부모님의 키가 작다고 실망은 금물! 성장 환경을 최적화하고 꾸준히 관리하면 아이는 자신의 유전적 잠재력을 최대한 발휘할 수 있습니다.

- **팩트⑤** 키 성장에 영향을 미치는 환경적 요인은 어릴수록 더 큰 영향력을 발휘합니다.

이제 유전에 대한 막연한 불안감은 조금 내려놓고, 우리 아이의 숨은 성장 잠재력을 깨우기 위해 '지금 우리가 할 수 있는 일'에 함께 집중해보세요.

키 성장을 막는 일상 속 방해꾼들

부모님들은 보통 아이 키 성장을 위해 '잘 먹고, 잘 자고, 잘 노는 것(운동)' 이 세 가지에 많은 신경을 쓰십니다. 물론 이 세 가지는 키 성장의 가장 중요한 기둥입니다. 하지만 이것만으로는 충분하지 않을 수 있습니다. 우리 눈에는 잘 보이지 않지만, 마치 숨어 있는 복병처럼 아이의 성장을 알게 모르게 방해하는 요인이 많기 때문입니다. "우리 아이는 잘 먹고 잘 자는 것 같은데 왜 키가 잘 안 클까?" 고민하셨다면, 혹시 이런 숨은 방해 요인을 놓치고 있진 않은지 꼼꼼히 살펴야 합니다.

아이의 키 성장을 방해하는 요인은 생각보다 다양하고, 생활 곳곳에 숨어 있습니다. 때로는 이런 작은 복병들을 찾아 해결하는 것만으로도 아이의 성장세가 눈에 띄게 달라지기도 합니다. 이러한 요인을 조기에 발견하고 개선해가는 노력이 우리 아이의 숨은 키를 찾는 중요한 열쇠가 될 수 있습니다.

[원인 1] 영양은 충분한데 왜 안 클까요?

단순히 배불리 먹는다고 해서 성장에 필요한 영양이 다 채워지는 것은 아닙니다. 칼로리는 높지만 정작 뼈와 근육 성장에 필요한 단백질, 칼슘, 비타민, 미네랄 등 필수 영양소가 부족한 속 빈 강정 같은 식사를 하고 있을 수 있습니다. 특히 가공식품, 단 음료, 튀김 등 정크푸드는 영양 불균형을 초래하고 몸속에 만성 염증을 일으켜 성장호르몬의 작용을 방해할 수 있습니다. 먼저 다음 장에 나오는 셀프 체크를 통해 우리 아이 식습관에 빨간불이 켜져 있지 않은지 점검해보세요.

우리 아이 식습관 위험 신호 체크리스트

각 항목을 읽고 우리 아이에게 해당한다면 [V] 표시를 해주세요.

1. 단순당 섭취 습관: 달콤한 유혹, 얼마나 자주 넘어갈까요?

☐ 아이가 물보다 탄산음료, 과일 맛 주스, 스포츠 음료, 요구르트, 가당 요플레, 초코 우유 등을 더 자주(하루 1개 이상) 마신다.

☐ 초콜릿, 사탕, 젤리, 캐러멜, 아이스크림 등을 간식으로 거의 매일 찾거나 먹는다.

☐ 달콤한 빵, 케이크, 머핀 등을 식사 대용이나 간식으로 주 3회 이상 먹는다.

☐ 아침 식사로 설탕 코팅 시리얼이나 초코 시리얼 등을 주로 먹는다.

☐ 요리할 때 설탕, 물엿, 올리고당 등 단맛을 내는 조미료를 많이 사용하는 편이다.

2. 정제 탄수화물 섭취 습관: 진짜 곡물보다 가짜 탄수화물을 더 좋아하나요?

☐ 흰쌀밥만 고집하고 현미밥, 잡곡밥, 콩밥 등은 거의 먹지 않는다.

☐ 주식으로 라면, 국수, 파스타, 우동, 쫄면 등 면 요리를 밥보다 더 자주(주 3회

이상) 먹는다.

□ 아침이나 간식으로 흰 식빵(잼 바른 토스트 등), 모닝빵, 베이글, 떡 등을 자주
먹는다.

□ 김밥이나 주먹밥을 먹을 때도 흰쌀로 만든 것만 선호한다.

3. 나쁜 지방 섭취 습관: 기름진 맛에 너무 익숙해져 있나요?

□ 치킨, 피자, 햄버거 등 패스트푸드를 일주일에 2번 이상 시켜 먹거나 사 먹는다.

□ 감자튀김, 핫도그, 돈가스, 탕수육, 각종 튀김/전류를 매우 좋아하고 주 2회
이상 먹는다.

□ 햄, 소시지, 베이컨 등 가공육을 반찬이나 간식으로 거의 매일 먹는다.

□ 크림빵, 도넛, 페이스트리, 케이크, 쿠키 등 마가린, 쇼트닝, 버터가 많이 들
어간 빵이나 과자를 즐겨 먹는다.

□ 삼겹살, 갈비 등 기름기 많은 부위의 고기를 매우 선호하며 자주 먹는다.

**4. 초가공·인스턴트 식품 섭취 습관: 편리함 때문에 가공식품과 너무 친한가
요?**

□ 식사 대용으로 라면, 컵밥, 냉동 볶음밥·만두·피자·핫도그 등 인스턴트 식품
을 주 3회 이상 먹는다.

□ 마트나 편의점에서 파는 과자, 가공 음료, 젤리, 초코바 등을 거의 매일 사
먹는다.

□ 집에서 직접 요리하기보다 배달 음식(치킨, 피자, 중식 등)이나 즉석식품 같은

가정 간편식으로 식사를 해결하는 횟수가 주 3회 이상이다.

☐ 조리 시 라면 스프, 즉석 카레·짜장 가루, 돈가스·스테이크 소스, 케첩, 마요
　 네즈 등 가공된 소스나 조미료(MSG 포함)를 많이 사용한다.

☐ 통조림 햄, 참치 통조림, 옥수수 통조림 등을 자주 사용한다.

5. 불규칙한 식사 습관: 식사 시간과 식사 방법이 정해져 있지 않나요?

☐ 아침 식사를 거르는 날이 일주일에 3번 이상이다.

☐ 배고픔을 참았다가 점심이나 저녁에 한꺼번에 몰아서 많이 먹는 경향이 있다.

☐ 주말에 늦잠을 자고 아침 겸 점심을 먹는 등 평일과 식사 리듬이 다르고 식
　 사 시간이 2시간 이상 차이 난다.

☐ 학원 수업이나 공부 때문에 밤 9~10시 이후에 라면, 치킨, 빵, 과자 등을 야
　 식으로 먹는 경우가 일주일에 2번 이상이다.

☐ 잠들기 1시간 이내에 과자나 아이스크림, 음료수 등 간식을 먹는 습관이 있다.

☐ TV나 스마트폰을 보면서 식사하는 경우가 많다.

결과 확인

체크된 항목이 많을수록, 아이의 성장판 시계가 빨라질 위험이 높습니다.

아이의 키가 쑥쑥 자라려면 성장판이 오랫동안 건강하게 열려 있어야 합니다. 하지만 무심코 반복하는 잘못된 식습관은 아이의 몸을 불필요하게 살찌우거나 호르몬 균형을 깨뜨려, 성장 시계 알람을 너무 일찍 울리게 할 수 있습니다. 성조숙증을 유발하거나 뼈나이를 실제 나이보다 빠르게 진행시켜 성장판을 일찍 닫히게 만드는 주범이 될 수 있다는 뜻입니다. 앞서 체크한 식습관들이 왜 아이의 키 성장을 방해하고 성장판을 일찍 닫게 할까요? 우선 단 음료나 간식을 통해 과도한 당을 섭취하면 인슐린 저항성과 비만을 유발하기 쉽습니다. 설탕, 액상과당 등 단순당이 혈당을 급격히 높이기 때문입니다. 특히 비만은 성조숙증의 강력한 위험 요인이며, 높아진 혈당은 성장호르몬 분비를 방해할 수 있습니다. '단짠단짠' 입맛은 미각 중독으로 이어져 건강한 식습관 형성을 더욱 어렵게 만듭니다.

또한 흰쌀밥, 흰 빵, 면 등 정제 탄수화물 위주의 식단은 식이섬유와 필수 영양소가 부족하여 혈당을 빠르게 높이고 비만을 유발하기 쉽습니다. 포만감이 적어 과식하게 되고, 성장 에너지 부족을 초래할 수 있습니다. 튀김과 패스트푸드, 가공육 등 고지방 음식의 포화지방과 트랜스지방은 비만의 직접적인 원인이며, 몸속 만성 염증을 유발하여 호르몬 균형을 깨뜨리고 성장호르몬 작용을 방해합니다. 초가공식품과 인스턴트 식품은 맛과 편의를 위해 첨가된 다량의 설탕, 나트륨, 나쁜 지방, 각종 식품 첨가물을 포함하고 있습니다. 이는 비만과 영양 불균형을 동시에 유발하고, 만성 염증과 호르몬 교란을 일으켜 성장판 조기 폐쇄에 영향을 미칩니다.

야식은 숙면을 방해하여 성장호르몬 분비를 저해하고 비만을 유발합니다. 아침을 거르거나 불규칙하게 식사하는 습관은 혈당 조절 능력을 떨어뜨리고 과식과 비만을 유발하여 성장 리듬을 깨뜨릴 수 있습니다. 이제 우리 아이 성장의 빨간불을 끄고 초록불을 켜는 식습관으로 변화가 필요합니다.

첫째, 단맛과 건강하게 거리를 두세요. 집에서부터 단 음료를 없애고, 물 마시는 습관을 들여주세요. 이 외에 음료로는 우유를 마시되, 당 첨가 없는 과일 주스는 아주 가끔은 괜찮습니다. 요리할 때 설탕 대신 과일을 갈아 넣거나 꿀, 조청 등을 소량만 사용하세요. 과일 자체의 단맛을 느끼도록 유도하는 것이 가장 좋습니다. 편의점에서 손쉽게 사 먹을 수 있는 간식도 집에서 간단히 먹을 수 있는 과일, 견과류, 요구르트, 찐 고구마 등 건강 간식으로 바꿔줍니다. 아이와 상의하여 단 간식 먹는 횟수를 일주일에 1~2번 등으로 정하고 지키도록 격려합니다.

둘째, '진짜 곡물'의 힘을 되찾으세요. 잡곡밥과 친해지기 위해 흰쌀에 현미, 보리, 콩, 귀리 등 잡곡을 조금씩 섞어 점차 비율을 늘려가세요. 아이가 좋아하는 콩이나 옥수수를 넣어 시각적인 거부감을 줄일 수 있습니다. 샌드위치나 토스트는 통밀빵으로 만들어줍니다. 정제 밀가루 빵 대신 통곡물 함량이 높은 빵을 선택하세요. 면 요리 횟수를 줄이고, 밥과 다양한 채소, 단백질 반찬으로 구성된 건강한 한식 상차림 횟수를 늘려주세요. 오트밀로 따뜻한 죽이나 쿠키, 머핀을 만들거나, 치즈나 과일과 함께 통밀 크래커를 간식으로 먹는 것도 방법입니다.

셋째, '나쁜 지방'은 덜어내고, '좋은 지방'은 더해주세요. 최근 우리나라 아이들은 포화지방 섭취가 너무 많고, 뇌 발달과 염증 감소에 필수적인 오메가3 같은 좋은 지방은 부족한 '지방 불균형' 상태인 경우가 많습니다. 가장 쉬운 방법은 조리법을 바꾸는 것으로 튀김 대신 오븐이나 에어프라이어를 활용하고 닭고기는 껍질을, 다른 고기는 눈에 보이는 기름을 제거하고 조리하는 작은 습관만으로도 포화지방 섭취를 크게 줄일 수 있습니다. 동시에 우리 아이 몸에 꼭 필요한 좋은 지방은 챙겨주셔야 합니다. 일주일에 한두 번은 고등어나 연어 같은 등푸른생선을 식탁에 올리고, 간식으로는 과자 대신 호두나 아몬드 같은 견과류를 한 줌 챙겨주세요. 요리용 기름은 올리브유나 아보카도유를, 무침 요리에는 들기름을 사용하는 것도 좋은 방법입니다. 이처럼 나쁜 지방은 빼고 좋은 지방은 더하는 작은 식습관의 변화가 우리 아이의 건강한 성장을 위한 가장 확실한 투자가 될 것입니다.

넷째, 집밥의 품격을 높이고, 가공식품 의존도는 줄이세요. 자연 식재료를 이용해 집에서 직접 요리하는 것이 영양 균형과 첨가물 섭취를 줄이는 가장 확실한 방법입니다. 주말 등을 활용해 밑반찬을 미리 만들어두면 평일 식사 준비의 부담을 덜 수 있습니다. 아이가 장보기, 식재료 씻기, 간단한 조리 과정에 참여하면 음식에 대한 흥미와 책임감이 높아져 편식 개선에도 도움이 됩니다. 바쁠 때 간편식이나 밀키트를 활용하더라도 삶은 달걀, 두부, 샐러드 같은 채소와 과일, 단백질 식품을 반드시 추가하여 영양 균형을 맞추고, 나트륨 함량을 고려해 소스를 조절하는 지혜가 필요합니다. 햄, 소시지, 어묵, 단무지 등은 조리 전 뜨거운 물에 데치거나 찬물에 담그고 통조림 내용물은 물에 헹궈 사용하면 식품 첨가물의 섭취를 다소 줄일 수 있습니다. 식품을 구매할 때부터 영양 성분표와 원재료명을 꼼꼼히 확인하여 나트륨, 당류, 지방, 첨가물이 적은 제품을 선택하는 습관을 들이면 좋습니다.

다섯째, 규칙적인 식사를 해주세요. 아침 식사는 절대 거르지 않도록 하고, 점심, 저녁 식사 시간을 최대한 일정하게 지켜 신체 리듬을 안정시키는 것이 중요합니다. 하루 세 끼를 제시간에 먹는 원칙을 지켜야 합니다. 잠들기 최소 3시간 전에는 저녁 식사를 마치고, 과식하지 않도록 양을 조절합니다. 음식을 30번 이상 충분히 씹어 천천히 먹으면 포만감을 빨리 느껴 과식을 예방하고 소화 흡수에도 좋습니다.

야식 먹는 습관은 성장은 물론 건강 전반에 좋지 않으므로 단호하게 끊는 것이 최선입니다. 아이가 너무 힘들어하면 잠들기 최소 2시간 전에 따뜻한 우유 반 잔, 바나나 반 개 등 소화가 잘되는 가벼운 음식으로 소량만 주세요. 식사 시간에는 TV나 스마트폰을 끄고 식탁에 온전히 집중하며 즐겁게 대화를 나누며 식사합니다.

아이의 잘못된 식습관을 바로잡는 것은 분명 시간과 노력이 필요한 일입니다. 하지만 우리가 무심코 허락한 달콤한 음료수 한 잔, "바쁘니까 어쩔 수 없다"며 자주 먹였던 인스턴트 식품 하나하나가 아이 몸에는 "이제 성장을 서둘러 마무리해도 괜찮아"라는 잘못된 신호를 보내고 있었을지도 모릅니다.

한번 빨라진 뼈나이 시계는 좀처럼 되돌리기 어렵습니다. 먼 훗날 '아 그때 조금만 더 신경 써줄걸' 하는 아쉬움이 남지 않도록, 오늘 우리 아이의 식탁을 점검하고 건강한 습관으로 바꿔주세요. 그것이야말로 아이의 소중한 성장 시간을 지켜주고, 타고난 잠재력을 최대한 펼치는 가장 확실한 방법입니다.

[원인 2] 밤마다 늦게 자는 우리 아이

'밤 11시가 넘어서야 겨우 잠들어요."

"자기 직전까지 침대에서 스마트폰 게임을 해요."

"밤에 자주 깨서 울거나 뒤척이는 편이에요."

"아침에 일어날 때 유난히 힘들어하고 짜증을 내요."

성장호르몬은 잠자는 동안 내내 나오는 것이 아니라, 밤 10시에서 새벽 2시 사이, 특히 깊은 잠을 잘 때 60~70%가 집중적으로 분비됩니다. 그렇다 보니 많은 부모님이 아이 키가 크려면 무조건 밤 10시 전에 재워야 한다고 철석같이 믿고 있습니다. 물론 일찍 자고 일찍 일어나는 규칙적인 생활 습관은 아이 성장에 매우 중요합니다. 하지만 '밤 10시'라는 특정 시간에 너무 얽매일 필요는 없습니다. 키 성장의 핵심 열쇠인 성장호르몬은 단순히 일찍 잠자리에 들었다고 해서 저절로 많이 나오는 것이 아니기 때문입니다. 성장호르몬 분비를 극대화하는 진짜 비밀은 바로 잠의 양이나 시간대보다 잠의 깊이, 즉 수면의 질에 있습니다.

우리 아이 몸속 성장호르몬 공장은 24시간 내내 똑같이 돌아가지 않습니다. 마치 최첨단 스마트 공장이 중요한 부품을 생산하기 위해 특정 시간에만 모든 라인을 풀가동하듯이, 성장호르몬은 아이가 가장 깊은 잠에 빠져 있는 비렘수면 3단계, 서파수면 단계에 폭발적으로 분비됩니다. 하룻밤 분비되는 성장호르몬의 60~70%가 바로 이 깊은 잠을 자는 단계에서 샘솟듯 쏟아져 나옵니다.

아이가 밤새 뒤척이거나 얕은 잠을 자거나 자주 깬다면 어떨까요? 아무리 일찍 잠자리에 누웠다 하더라도, 성장호르몬 공장은 제대로 가동되지 못할 것입니다. 즉, 밤 10시에 잠자리에 들었더라도 새벽까지 뒤척이며 깊이 잠들지 못했다면, 밤 11시 넘어 잠들었지만 중간에 깨지 않고 푹 잔 아이보다 성장호르몬 분비 효과는 오히려 적을 수 있다는 의미입니다.

그렇다면 몇 시에 자는지는 전혀 중요하지 않을까요? 그렇지는 않습니다. 성장호르몬의 '집중 분비 시간'이 깊은 잠과 연결되어 있다는 것이지, 취침 시간 자체가 중요하지 않다는 뜻은 아닙니다. 충분히 이른 시간에 규칙적으로 취침하는 것은 여전히 강력하게 권장됩니다.

우리 몸은 일주기 리듬에 따라 움직입니다. 성장호르몬뿐만 아니라, 스트레스 호르몬인 코르티솔cortisol(밤에는 낮아져야 성장에 이롭습니다), 수면을 유도하는 멜라토닌melatonin 등 성장과 관련된 수많은 호르몬들이 이 생체 시계에 맞춰 움직입니다. 규칙적이고 일정한 시간에 잠자리에 드는 것은 우리 몸의 호르몬 오케스트라가 최상의 하모니를 이루도록 도와 결과적으로 성장에 더 유리한 환경을 만듭니다.

깊은 잠 단계는 하룻밤 사이 여러 번 반복됩니다. 일찍 잠자리에 들수록 아침에 일어나야 하는 시간까지 총 수면 시간이 길어지고, 그만큼 깊은 잠 단계에 도달할 기회가 더 많아집니다. 즉, 성장호르몬 공장이 가동될 수 있는 시간을 충분히 확보하는 셈이죠. 초등학생은 9~10시간, 청소년은 8~9시간 수면하기를 권장합니다. 푹 깊이 자는 것이 가장 중요하기에 우리 아이가 매일 밤 '꿀잠'을 잘 수 있는 환경과 습관을 만들어줘야 합니다.

그런데 요즘 우리 아이들의 꿀잠을 방해하는 강력한 복병이 있으니, 바로 잠들기 직전까지 손에서 놓지 못하는 스마트폰과 TV 화면입니다. "잠깐 유튜브 영상 하나만 더 보고 잘게요." "자기 전에 친구랑 카카오톡 좀 하고요." 아이들의 이런 요구, 익숙하시죠? 하지만 무심코 허락하는 이 시간이 아이의 성장판에는 치명적인 영향을 미칠 수 있습니다. 잠자리에서 스마트폰과 TV를 사용하는 건 단순히 잠드는 시간을 늦추는 것을 넘어, 우리 몸의 성장 시스템 자체를 교란시킵니다.

우리 몸에는 밤이 되면 자연스럽게 졸음을 유발하고 깊은 잠을 자도록 돕는, '멜라토닌'이라는 고마운 수면 호르몬이 있습니다. 이 멜라토닌은 어두운 환경에서 분비량이 늘어나는데, 마치 우리 몸에 "이제 쉴 시간이야, 성장호르몬 공장을 가동 준비해"라는 신호를 보내는 것과 같습니다. 스마트폰, TV, 태블릿 등 전자기기 화면에서 뿜어져 나오는 블루라이트는 멜라토닌에는 최악의 적입니다. 우리 뇌는 이 푸른 계열의 강한 빛을 낮 동안의 햇빛과 유사하게 인식합니다. 밤늦게까지 스마트폰을 보는 것은 한밤중에 뇌에 "아직 환한 대낮이야! 잠들면 안 돼"라고 계속 잘못된 신호를 보내는 것과 같습니다.

그 결과, 멜라토닌 분비는 급격히 억제되고, 아이는 쉽게 잠들지 못할 뿐 아니라 어렵게 잠이 들어도 깊은 잠 단계에 이르지 못하고 얕은 잠을 자거나 자주 깨게 됩니다. 성장호르몬이 폭발적으로 분비되어야 할 골든 타임을 블루라이트가 송두리째 빼앗아버리는 것이죠. 문제는 블루라이트뿐만이 아닙니다. 스마트폰이나 TV로 접하는 게임, 자극적인 영상, 친구들과의 SNS 대화 등은 아이의 뇌를 계속해서 흥분시키고 각성 상태로 만듭니다. 화면을 끈 후에도 뇌는 여전히 활성화된 상태를 유지하여, 몸은 피곤하지만 정신은 말똥말똥해져 쉽게 잠들지 못하고 수면의 질은 더욱 떨어지게 됩니다.

실제 연구 결과들은 잠자리 스마트폰 사용의 심각성을 뒷받침합니다. 미국 버클리 캘리포니아 대학 연구에 따르면, 침실에서 스마트폰을 사용한 아이들은 그렇지 않은 아이들보다 매일 밤 평균 21분 더 적게 잤다고 합니다. 한 달이면 약 10시간, 1년이면 무려 120시간 이상의 수면 손실이 누적되는 셈입니다.

이렇게 줄어든 수면 시간과 질 저하는 성장호르몬이 분비될 기회 자체를 줄어들게 해 키 성장에 직접적인 타격을 줍니다. 또한 관성적인 수면 부족은 집중력 및 기억력 저하, 학습 능력 부진, 정서 불안, 비만 위험 증가 등 성장기 아이의 전반적인 건강과 발달에 악영향을 미칩니다. 스마트폰과 TV로부터 우리 아이의 소중한 잠과 성장을 지키기 위해 오늘부터 꼭 실천해야 할 약속들이 있습니다.

먼저 온 가족이 함께 잠들기 최소 1시간, 가급적 2시간 전에는 모든 스마트폰, TV, 컴퓨터 사용을 멈추는 '디지털 커퓨digital curfew'를 정하고 반드시 지킵니다. 거실에서 충전하고 침실에는 가져가지 않는 것이 가장 좋습니다. 침실에서는 잠자는 것 외에 TV 시청, 게임, 공부 등 다른 활동을 하지 않도록 환경을 조성합니다. 잠만 자는 아늑한 공간으로 만들기 위해 어둡고, 조용하고, 약간 서늘한 온도를 유지해주세요. 그리고 '스크린 프리screen free' 상태로 잠자리 준비 시간을 가져주세요. 잠들기 전에는 화면 대신 책 읽기, 조용한 음악 듣기, 부모님과 도란도란 이야기 나누기, 따뜻한 목욕, 가벼운 스트레칭 등 차분하고 편안한 활동으로 몸과 마음을 이완시켜줍니다.

＊아빠 의사의 마음 한마디＊

오늘날 스마트폰과 TV는 우리 아이들의 일상에서 떼려야 뗄 수 없는 존재가 되었습니다. 하지만 잠자리에서만큼은 단호하게 '안녕'을 고해야 합니다. 잠자기 전 화면을 보는 습관을 관리하는 것은 우리 부모님들이 아이의 건강한 수면과 키 성장을 위해 해줄 수 있는 가장 중요하고 효과적인 노력입니다. 아이의 성장은 기다려주지 않습니다. 오늘 밤, 아이 손에 스마트폰 대신 재미있는 책 한 권을 건네주시는 것은 어떨까요? 작은 변화가 우리 아이의 '꿀잠'과 '쑥쑥 성장'을 위한 가장 확실한 투자가 될 것입니다.

[원인 3] 알레르기·염증이 키 성장을 막는다고요?

"비염 때문에 늘 코를 훌쩍거리고 입으로 숨 쉬어요."

"피부가 너무 가려워서 밤에 긁느라 잘 못 자요."

"우유나 밀가루 음식을 먹고 나면 배가 아프다고 하거나 설사를 해요."

"이유 없이 배가 자주 아프다고 해요."

우리 몸에 염증 반응이 오랫동안 지속되는 것을 '만성 염증'이라고 합니다. 이러한 만성 염증은 성장 에너지를 염증과 싸우는 데 소모시켜 키 성장으로 갈 에너지를 부족하게 만들 수 있습니다. 특히 크론병이나 궤양성 대장염과 같은 만성 염증성 장질환이나 증상이 심한 아토피 피부염을 앓고 있는 아이들의 경우, 일반 아이들보다 키가 잘 크지 않거나 성장 속도가 더딘 경우가 많다는 사실이 여러 연구를 통해 밝혀지고 있습니다. 이는 단순히 잘 먹지 못해서 생기는 문제가 아니라, 질병 자체가 성장 메커니즘에 복합적으로 영향을 미치기 때문입니다.

만성 염증성 질환의 염증 물질은 성장호르몬의 작용을 직접 방해합니다. 몸에 염증이 오래 지속되면 사이토카인cytokine과 같은 다양한 염증 매개 물질이 과도하게 만들어집니다. 이 염증 물질들은 간이나 뇌하수체에 직접 작용하여, 성장호르몬의 분비를 줄이거나 성장호르몬 효과를 매개하는 중요한 성장인자인 IGF-1Insulin-like

Growth Factor-1의 생산과 활성을 떨어뜨립니다. 결국, 뼈가 자라고 키가 크는 데 꼭 필요한 신호 전달 체계가 제대로 작동하지 못하게 되는 것이죠. 특히 염증성 장질환의 경우 영양 흡수가 어렵고 에너지 소모가 커집니다. 크론병, 궤양성 대장염 등 만성 염증성 장질환을 앓는 아이들은 장 점막에 염증이 생겨 음식물 소화와 영양소(특히 단백질, 비타민, 아연, 철분, 칼슘, 비타민D 등) 흡수에 큰 어려움을 겪습니다. 잦은 설사나 복통, 식욕 저하도 동반되어 만성적인 영양 결핍 상태에 놓이기 쉽습니다. 이는 뼈 성장과 근육 발달에 필요한 재료 부족으로 이어집니다.

만성 염증 상태는 우리 몸의 기초 대사율을 높여 에너지 소모를 증가시키므로, 성장에 사용되어야 할 에너지가 염증과 싸우는 데 고갈되어 버립니다. 최근 연구에 따르면 염증성 장질환 환자의 장 속에는 건강한 사람에 비해 유익균의 수가 줄어들고 유해균이 증식하는 장내세균불균형dysbiosis이 관찰됩니다. 이러한 장내 미생물 환경의 변화는 영양소 흡수 장애를 악화시키고, 전신 염증 반응을 조장하며, 키 성장에 긍정적인 영향을 미치는 장내 대사산물 생산을 감소시켜 성장에 부정적인 영향을 줄 수 있습니다.

만성 염증성 질환의 치료에 효과적인 스테로이드(부신피질호르몬제)는 염증을 강력하게 억제하지만, 장기간 또는 고용량으로 사용할 경우 성장판의 조기 폐쇄를 유발하거나 근육량 감소, 골밀도 저하 등 키 성장에 부정적인 영향을 미칠 수 있습니다. 따라서 스테로

이드 사용은 반드시 전문의의 정확한 진단과 처방 하에 이루어져야 하며, 최소한의 용량으로 최단 기간 사용하는 것을 원칙으로 하고 성장 상태를 면밀히 모니터링해야 합니다.

이외에도 심한 아토피 피부염은 극심한 가려움증을 유발해 아이의 숙면을 방해하여 밤에 자주 깨거나 깊은 잠을 자기 어렵게 만듭니다. 성장호르몬은 깊은 잠을 자는 동안 왕성하게 분비되는데, 수면의 질이 떨어지면 성장호르몬 분비가 줄어들어 키 성장에 직접적인 타격을 줄 수 있습니다. 아토피 피부염의 원인을 음식 알레르기에서 찾는 경우 과도한 걱정으로 특정 식품군을 필요 이상으로 엄격하게 제한하는 경우가 있는데, 이는 오히려 아이에게 필요한 필수 영양소 결핍을 초래하여 성장을 저해하는 요인이 될 수 있습니다. 반드시 전문가와 상담하여 정확한 진단 하에 꼭 필요한 식이 관리만 시행해야 합니다.

아토피 치료제로 사용하는 스테로이드 연고는 국소 부위에 발랐을 때는 피부를 통해 흡수되는 양이 미미하지만, 매우 강한 스테로이드 연고를 아주 넓은 부위에 장기간 사용할 경우, 일부 성분이 전신으로 흡수되어 성장호르몬 분비에 간접적인 영향을 미칠 수 있습니다. 아토피 피부염은 지속적인 가려움, 외모에 대한 걱정, 잦은 병원 방문 등으로 인해 아이에게 큰 스트레스 요인이 될 수 있으며, 이러한 만성 스트레스가 성장호르몬 분비를 억제하여 키 성장에 부정적인 영향을 미칠 수 있습니다.

만성 염증성 질환은 조기 진단과 적극적인 치료가 가장 중요합니다. 염증성 장질환은 최근에는 면역 조절제나 생물학적 제제와 같은 새로운 치료법들이 개발되어 염증을 효과적으로 조절하고 관해기(증상이 완화되어 장 기능이 안정된 상태)를 오래 유지함으로써, 키 성장 방해 요인을 크게 줄일 수 있게 되었습니다. 또한 장의 염증을 가라앉히고 부족한 영양을 공급하는 특수 영양 치료를 병행하면 성장호르몬 관련 수치를 개선하고 키 성장에 매우 긍정적인 효과를 기대할 수 있습니다.

만성 염증성 질환을 앓고 있는 아이들은 최소 3~6개월 간격으로 키와 체중을 측정하여 성장 곡선에 기록하고, 성장 속도를 면밀히 관찰해야 합니다. 만약 1년간 키 성장 속도가 4cm 미만이거나, 성장 곡선이 이전의 백분위수에서 아래로 처지는 양상을 보인다면 반드시 진료를 받아야 합니다. 필요시 뼈나이 검사나 혈액 내 성장인자(IGF-1, IGFBP-3 등) 측정 같은 성장호르몬 관련 검사를 통해 성장 잠재력을 정확히 평가하고, 맞춤형 성장 관리 계획을 세워야 합니다. 이러한 아이들의 경우, 소아청소년과뿐만 아니라 소아 소화기내과, 알레르기내과, 내분비내과, 영양팀 등 여러 분야 전문가들의 협력을 통한 다학제적 관리가 필요합니다.

아토피 피부염은 피부 장벽을 강화하는 철저한 보습 관리, 악화 요인 회피, 적절한 국소 치료제 사용(필요시 비스테로이드성 연고나 새로운 면역조절제 활용)을 통해 스테로이드 연고 사용을 최소화하고,

가려움증을 효과적으로 조절하는 것이 중요합니다. 특히 수면의 질을 높이기 위해 잠자리 환경을 쾌적하게 조성하고, 필요하다면 수면 문제에 대한 전문적인 상담을 받는 것도 도움이 됩니다.

✽ 아빠 의사의 마음 한마디 ✽

만성 염증성 질환을 가진 아이의 키 성장 문제는 단순히 '덜 먹어서' 혹은 '잠을 못 자서'와 같은 한두 가지 단순한 원인으로 설명하기 어렵습니다. 몸속의 지속적인 염증 반응, 호르몬 변화, 영양 흡수 문제, 치료 약물의 영향, 그리고 질병으로 인한 심리적 스트레스까지 매우 복합적으로 작용하여 성장을 방해하는 것이지요. 따라서 가장 중요한 것은 질병의 조기 발견과 해당 질환에 대한 적극적이고 전문적인 치료를 통해 염증을 최대한 조절하는 것입니다. 그리고 이에 더해 정기적인 성장 평가와 함께 영양, 수면, 스트레스 관리 등 성장에 유리한 환경을 만들어주는 노력이 함께 이루어져야 합니다. 실제로 이렇게 질병을 잘 조절하고 성장 관리를 병행했을 때, 아이의 최종 성인 키가 예상보다 5~7cm까지 더 클 수 있었다는 희망적인 연구 결과도 있습니다. 질병을 앓고 있다는 사실만으로 아이의 성장 가능성을 미리 단정 짓거나 포기하지 마세요.

[원인 4] 자세 하나가 키를 바꿉니다

"책상에 앉아 공부할 때 보면 항상 등이 굽어 있어요."

"걸을 때 어깨가 축 처져 있고 고개가 앞으로 빠져 보여요."

"스마트폰 볼 때 보면 목이 거의 90도로 꺾여 있어요."

"유난히 한쪽 신발 밑창만 빨리 닳아요."

구부정하게 앉거나 서 있는 자세, 고개를 푹 숙이고 스마트폰을 보는 거북목 자세, 어깨가 앞으로 말린 굽은 어깨 등 잘못된 자세는 단순히 보기 안 좋은 것을 넘어 성장판에 비정상적인 압력을 가하고 척추의 성장을 방해합니다. 또한 혈액 순환과 호흡 기능을 저하시켜 전반적인 컨디션에도 영향을 미칩니다. 잘못된 자세는 키가 실제보다 2~3cm 더 작아 보이게 만들 뿐 아니라, 장기적으로 근골격계 통증이나 변형을 유발할 수 있습니다.

[원인 5] 마음 스트레스도 키 성장에 영향

"시험 기간만 되면 밥도 잘 못 먹고 잠도 잘 못 자요."

"학교 가기 싫어하거나 친구 이야기를 잘 안 하려고 해요."

"이유 없이 짜증을 내고 부쩍 예민해졌어요."

"배나 머리가 자주 아프다고 해요."

아이들도 어른 못지않게 스트레스를 받습니다. 과도한 학업 부담, 친구 관계의 어려움, 가정 내 불화 등으로 인한 만성 스트레스는 스트레스 호르몬인 코르티솔 분비를 늘립니다. 이 코르티솔은 성장 호르몬 분비를 직접적으로 억제하여 키 성장을 방해합니다. 특히 아이들은 스트레스를 말로 표현하기 어려워할 수 있기에 평소와 다른 행동 변화를 보이거나 신체 증상이 나타나지 않는지 세심히 관찰해야 합니다.

[원인 6] 무심코 노출되는 환경호르몬

"뜨거운 국이나 밥을 플라스틱 용기에 자주 담아 먹어요."

"배달 음식이나 편의점 도시락 등 일회용기 사용이 잦아요."

"아이 전용이 아닌 성인용 화장품이나 향이 강한 제품을 아이가 함께 사용해요."

플라스틱 용기, 일회용품, 일부 세제나 화장품 등에 포함된 환경 호르몬(내분비 교란 물질)은 우리 몸의 정상적인 호르몬 작용을 방해하여, 성조숙증을 유발하거나 성장 리듬을 교란시킬 수 있습니다. 플라스틱 용기에 뜨거운 음식을 담거나 전자레인지를 사용하는 경우도 마찬가지죠. 편리함 때문에 무심코 사용하는 생활용품들이 아이의 호르몬 균형에 영향을 줄 수 있습니다.

[원인 7] 소아 비만 VS 저체중, 둘 다 위험!

아이의 키 성장을 이야기할 때, 우리는 흔히 잘 먹어야 잘 큰다고 생각합니다. 맞는 말입니다. 성장은 충분한 영양 공급이라는 토대 위에서 이루어지니까요. 하지만 여기서 중요한 것은 바로 적절한 균형입니다. 너무 과해도 너무 부족해도 우리 아이의 성장 시계는 고장 날 수 있습니다. 소아 비만과 저체중 모두 키 성장에는 '적신호'가 될 수 있다는 것입니다.

"우리 아이는 통통해도 키는 쑥쑥 커요!", "살은 다 키로 가는 거 아닌가요?" 간혹 이렇게 생각하시는 부모님들이 계십니다. 실제로 비만한 아이들이 일시적으로 또래보다 키가 더 커 보이는 경우가 있습니다. 하지만 이는 안심할 신호가 아니라, 오히려 빨리 크는 함정일 수 있습니다. 과도한 체지방은 우리 몸의 성장 시계를 실제 나이보다 빠르게 흐르게 만듭니다. 뼈나이가 실제 나이보다 훨씬 앞서가게 되는 것이지요.

비만은 성장 매커니즘을 교란시키고 성조숙증의 도화선이 됩니다. 지방 세포에서 분비되는 '렙틴leptin'이라는 호르몬 등이 뇌를 자극하여 사춘기 스위치를 너무 일찍 켜버리는 것이지요. 특히 여자아이들에게 비만은 성조숙증의 강력한 원인 중 하나입니다. 비만은 인슐린 저항성을 유발하는 등 몸 전체의 호르몬 균형을 깨뜨려 성장호르몬이 제대로 작용하는 것을 방해할 수도 있습니다. 처음에는 또래보다 커 보였을지 몰라도, 성장판이 일찍 닫히면서 최종적으로 성인이 되었을 때는 평균 키에 미치지 못하거나, 오히려 정상 체중이었던 친구들보다 키가 더 작아질 수 있습니다. 그야말로 '빨리 크고 일찍 성장이 멈추는' 안타까운 결과를 낳는 것이죠.

소아 비만은 키 성장뿐 아니라 성인이 되어서도 당뇨, 고혈압, 고지혈증 등 각종 만성 질환의 위험을 높이는 건강의 적신호입니다. 체질량 지수Body Mass Index, BMI가 백분위수 85 이상이면 과체중이고 95 이상이면 비만으로 전문가 상담이 필요합니다. 단순히 칼로리를 제한하기보다는 질 좋은 영양을 섭취하고 규칙적으로 운동하는 등 건강한 생활 습관을 통해 적절한 체중을 유지해야 합니다.

반대로 아이가 너무 마른 것, 즉 저체중인 경우에도 키 성장에 빨간불이 켜질 수 있습니다. 키가 크는 과정은 우리 몸 안에 엄청난 에너지가 있어야 하는 대공사와 같습니다. 그런데 섭취하는 칼로리가 부족하면, 우리 몸은 생명 유지에 필요한 최소한의 에너지만 남기고 키 성장과 같은 부가적인 활동에 쓸 에너지를 줄여버립니다. 저체중은 단순히 칼로리 부족만이 아니라, 단백질, 칼슘, 아연, 비타민 등 뼈와 근육을 만드는 데 꼭 필요한 건축 재료 부족을 동반하는 경우가 많습니다. 재료가 부족하니 당연히 키라는 건물을 높이 쌓아 올리기 어렵습니다.

또한 저체중이나 심각한 영양 부족은 정상적인 사춘기 시작을 지연시킬 수 있습니다. 이는 두 번째 급성장기의 시작을 늦추고, 성장 속도의 폭발력을 약화할 수 있습니다. 기본적인 영양이 채워지지 않으면 면역력 저하로 이어져 잔병치레를 잦게 만들고, 성장 에너지를 빼앗는 악순환을 유발할 수도 있습니다. 저체중이 오래 지속되면 단순히 식욕 부진이나 편식 문제를 넘어, 소화 흡수 장애나 다른 질병이 원인일 수도 있어 확인이 꼭 필요합니다. 저체중인 아이들의 원활한 성장을 돕기 위해서는 어떤 방법이 있을까요?

첫째, 규칙적인 식사로 몸의 성장 리듬을 깨우세요. 우리 몸에는 잠자는 시간뿐 아니라 소화액 분비나 배고픔까지 조절하는 '생체 시계'가 있어서, 매일 비슷한 시간에 식사하면 이 시계가 식사 시간을 예측하고 소화 준비를 합니다. 이렇게 생체 리듬에 맞춰 규칙적으로 식사하는 습관은, 특히 입맛이 없거나 식사량이 적은 아이들이 정해진 시간에 자연스럽게 배고픔을 느끼고 좀 더 수월하게 식사하도록 돕는 효과가 있습니다. 또한 불규칙한 식사로 인한 과식이나 결식을 예방하여 하루 동안 꾸준하고 안정적인 영양 공급 리듬을 만들어주므로, 하루 세 끼와 2~3번의 간식 시간을 정해 규칙적으로 영양을 공급하는 것이 저체중 아이의 건강한 증량과 성장을 위한 중요한 첫걸음입니다.

둘째, 양에 집착하기보다 영양 밀도를 높여주세요. 아이가 먹는 양 자체가 너무 적어 속상하실 땐, 무조건 많이 먹이려고 씨름하기보다 한 숟가락을 먹더라도 영양가가 꽉 찬 알짜 음식으로 채워주는 지혜가 필요합니다. 영양 밀도를 높이는 방법은 생각보다 간단

합니다. 건강한 지방은 최고의 에너지 부스터입니다. 음식에 건강한 지방을 조금씩 추가하면 칼로리와 필수 지방산 섭취를 쉽게 늘릴 수 있습니다. 예를 들어, 나물 무침이나 밥에 참기름, 들기름을 한두 방울 더하거나, 샐러드에 올리브 오일 드레싱을 뿌려줍니다. 빵에 아보카도를 으깨 바르거나 견과류, 버터를 활용해보세요. 간식으로 치즈를 주는 것도 좋은 방법입니다. 뼈와 근육 성장의 필수 재료인 양질의 단백질(살코기, 생선, 달걀, 콩, 두부 등)을 매 끼니 빼놓지 않고 챙겨주세요. 아이가 밥은 잘 안 먹어도 고기나 생선, 달걀은 비교적 잘 먹는다면, 이들 식품을 활용한 메뉴를 좀 더 자주 식탁에 올리는 것도 요령입니다.

셋째, 간식을 든든한 '성장 지원군'으로 활용하세요. 한 번에 많이 먹기 힘들어하는 마른 아이들에게 간식은 단순히 입가심이 아니라, 세 끼 식사만으로는 부족한 영양과 에너지를 보충해주는 중요한 '미니 식사' 역할을 합니다. 식사와 식사 사이 아이가 출출할 때 영양 밀도 높은 건강 간식을 하루 2~3번 정도 챙겨주세요. 다만 간식을 너무 많이 먹어서 정작 다음 식사량에 영향을 주지 않도록 식사 1~2시간 전에는 간식을 피하는 것이 좋습니다.

넷째, 편식과 즐거운 줄다리기를 하게 해주세요. 저체중 아이들 상당수는 편식을 동반합니다. 특정 음식 그룹을 아예 거부하면 영양 불균형이 심화되어 성장에 더욱 어려움을 겪을 수 있습니다. 이때는 아이가 싫어하는 식재료를 잘게 다져 음식 속에 숨겨보거나,

좋아하는 음식과 함께 조금씩 노출시킬 수 있습니다. 한 입이라도 시도했을 때 폭풍 칭찬해주고, 아이를 꼬마 요리사로 만들어 요리 과정에 참여시키는 등 인내심을 가지고 다양한 방법을 시도해보세요. 아이가 음식에 대한 긍정적인 경험을 쌓고 먹는 즐거움을 느끼도록 해야 합니다.

한편, 이렇게 부모님께서 식단과 간식에 신경 쓰고 다양한 노력을 기울이는데도 아이가 계속해서 체중이 잘 늘지 않거나, 오히려 체중이 감소하거나, 혹은 복통, 설사, 변비 등 다른 소화기 증상을 자주 동반한다면, 단순히 식욕 부진이나 편식 문제가 아닐 수도 있습니다. 만성적인 위장 질환, 음식 알레르기나 불내증, 영양소 흡수 장애 등 성장을 방해하는 다른 의학적인 문제가 있을 가능성을 염두에 두어야 합니다. 이런 경우에는 반드시 소아청소년과 의사나 필요시 소아 소화기내과 전문의와 상담하여 정확한 원인을 찾고 그에 맞는 해결책을 찾는 것이 중요합니다.

마른 체형이 무조건 좋은 것은 아닙니다. BMI 백분위수 5 미만이면 저체중으로 전문가 상담이 필요합니다. 특히 성장기 아이에게 저체중은 성장의 발목을 잡는 심각한 문제일 수 있습니다. 아이가 왜 잘 먹지 못하는지 원인을 파악하고, 적절한 칼로리와 함께 필수 영양소가 풍부한 영양 밀도 높은 식단을 제공하는 것이 중요합니다. 키 성장에 있어 가장 이상적인 상태는 건강한 체중 범위(BMI 백분위수 5~85 사이)를 유지하며 몸의 균형을 이루는 것입니다. 너무 과해도 너무 부족해도 우리 아이의 성장 잠재력을 온전히 발휘하기 어렵습니다.

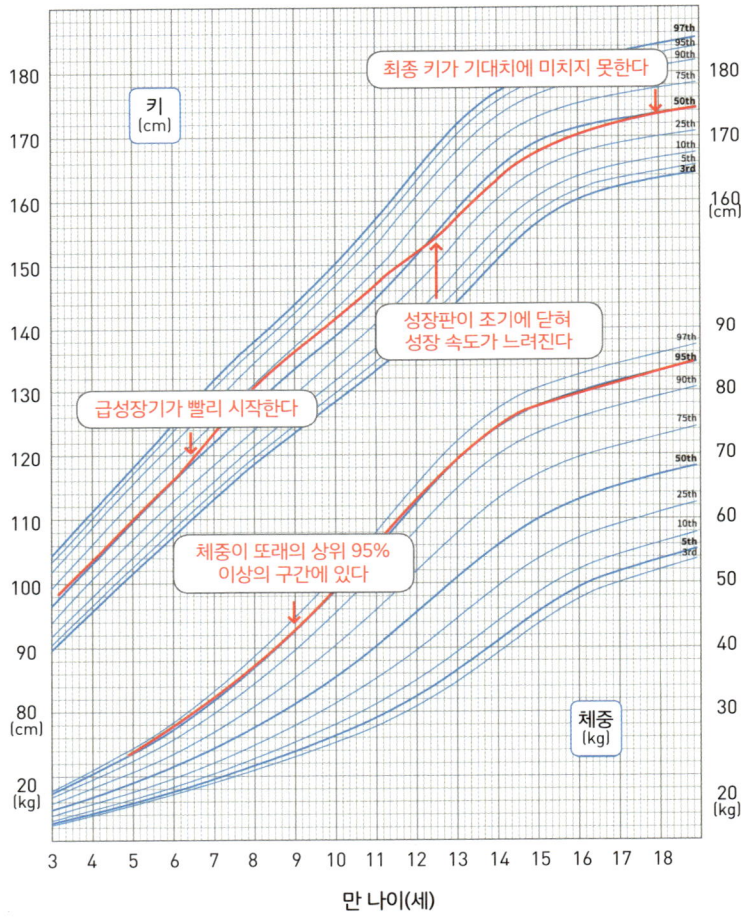

* 남자 3-18세 백분위수 도표로 비만 아동의 성장 곡선은 빨간색 실선으로 표시.

[원인 8] 중금속? 아이 성장의 보이지 않는 적

때로는 우리 눈에 잘 보이지 않는 환경 속 유해물질이 아이의 성장을 발목 잡기도 합니다. 그중 하나가 바로 '중금속'입니다. 납, 수은, 카드뮴과 같은 중금속은 아주 적은 양으로도 우리 몸에, 특히 섬세하게 발달하고 있는 아이들의 성장과 건강에 생각보다 큰 영향을 줄 수 있습니다. 중금속은 생각보다 우리 생활 가까이에 있습니다. 오래된 집(특히 1978년 이전 건축물)의 페인트, 낡은 벽지, 일부 저가형 장난감이나 학용품(특히 색이 화려한 제품), 오래된 수도관에서 나오는 물, 그리고 실내에 쌓이는 먼지 등에 중금속이 숨어 있을 수 있습니다. 일부 도자기 유약이나 어린이용 화장품 등도 관리가 필요합니다.

또한 카드뮴은 오염된 토양에서 자란 쌀이나 채소, 일부 해산물, 그리고 흡연 환경(간접 흡연)을 통해 노출될 수 있습니다. 납은 출처가 불분명한 길거리 음식, 먼지가 쌓인 식품 등을 통해 섭취될 수 있습니다. 미세먼지나 황사가 심한 날에 바깥 활동을 하거나, 오래된 놀이터의 페인트 벗겨진 놀이기구, 흙먼지가 많은 운동장 등도 중금속 노출 경로가 될 수 있습니다.

우리 몸에 들어온 중금속은 쉽게 배출되지 않고 축적되어 여러 문제를 일으킵니다. 최근 국내 연구에 따르면, 혈중 수은이나 카드뮴 농도가 높은 아이들에게서 키가 상대적으로 작거나 성장 속도가 느려지는 경향이 관찰되었습니다. 예를 들어, 3~5세 남자아이의 경우 수은 농도가 높을수록 키 성장 지연이 뚜렷하게 나타났다는 보고가 있으며, 이는 중금속이 성장 과정에 직접적인 방해 요인이 될 수 있음을 시사합니다. 특히 성장기 아이들에게는 카드뮴과 같은 일부 중금속은 단순히 키 성장을 방해하는 것을 넘어, 체내 지방 대사에 영향을 미쳐 비만이나 과체중의 위험을 높일 수 있다는 연구 결과도 있습니다. 6~11세 남자아이에게서 카드뮴 농도가 높을수록 비만 위험이 증가했다는 국내 보고도 이를 뒷받침합니다.

그리고 납과 같은 중금속은 아이들의 신경계 발달에 치명적인 영향을 미칠 수 있습니다. 납에 노출될 경우 키 성장 문제뿐만 아니라 집중력 저하, 기억력 감퇴, 학습 능력 부진 등 인지 기능 발달이 저해될 수 있습니다. 실제로 혈중 납 수치가 높은 아이들은 또래보다 기억력이나 반응 속도가 떨어진다는 연구 결과가 많습니다. 또한 납은 성장호르몬의 정상적인 분비 과정을 방해하고, 성호르몬 체계에도 영향을 미쳐 여자아이의 경우 정상적인 사춘기 발달이나 초경 시기 등이 지연될 수 있다는 보고도 있습니다.

중금속 노출은 완전히 피하기는 어렵지만, 생활 속 환경을 관리하면 그 위험을 크게 줄일 수 있습니다. 바닥 청소를 자주 하고, 아이 손이 자주 닿는 장난감, 학용품 등은 주기적으로 깨끗하게 닦아주세요. 오래된 집의 벽지나 페인트가 벗겨진 곳은 아이가 만지거나 입에 넣지 않도록 주의하고, 가능하다면 납 성분이 없는 친환경 제품으로 교체하는 것이 좋습니다. 외출 후에는 반드시 아이의 손과 얼굴을 깨끗이 씻기고, 입었던 옷도 갈아입히는 습관을 들여주세요.

중금속 배출을 돕거나 체내 흡수를 줄이는 똑똑한 식단도 필요합니다. 철분과 칼슘은 납의 체내 흡수를 방해하는 효과가 있으므로, 살코기, 생선, 달걀, 콩류 등 철분이 풍부한 음식과 우유, 요구르트, 치즈 등 칼슘이 풍부한 음식을 꾸준히 섭취하도록 도와주세요. 중금속 배출에 도움이 되는 식품으로는 녹차(특히 가루녹차), 미역·다시마·파래·김과 같은 해조류(알긴산 성분), 마늘, 된장, 도토리묵, 미나리 등이 알려져 있습니다. 이러한 식품을 식단에 적절히 포함하는 것도 좋은 방법입니다.

농산물은 섭취 전 깨끗이 세척하고, 필요한 경우 껍질을 벗겨 먹는 것이 중금속 노출을 줄이는 데 도움이 됩니다. 국산 콩으로 된장을 담그거나, 콩을 조리할 때는 하루 정도 물에 불렸다가 삶는 것이 좋습니다. 평소 아이가 건강해 보이더라도, 오래된 주택에 거주하거나 주변 환경이 오염 우려가 있다면 1년에 한 번 정도 혈액 또는 모발 중금속 검사를 받아보는 것을 고려해볼 수 있습니다. 초기에는 특별한 증상이 없더라도 납, 수은, 카드뮴 등의 중독은 정기 검사를 통해 조기에 발견하고 대처할 수 있습니다. 땀을 통해 노폐물과 함께 일부 중금속이 배출될 수 있으므로, 아이가 즐겁게 뛰어놀며 적절히 땀을 흘리는 운동을 하도록 격려해주세요. 따뜻한 물로 하는 반신욕이나 족욕도 도움이 될 수 있습니다.

중금속은 아주 적은 양으로도 아이의 섬세한 성장 시스템과 뇌 발
달에 영향을 줄 수 있습니다. 특히 성장이 왕성하게 일어나는 시기
에는 그 영향이 더욱 클 수밖에 없습니다. 만약 우리 아이에게 특
별한 이유 없이 성장 지연이 보이거나 집중력 저하, 혹은 갑작스러
운 체중 변화 등이 나타난다면, 다른 원인과 함께 중금속 노출 가능
성도 한번쯤 고려해보시고 전문가와 상담해보시길 권합니다. 가장
중요한 것은 '안전한 중금속 노출량이란 없다'는 사실을 기억하고,
예방을 최우선으로 하는 것입니다. 우리 아이가 마
음껏 숨 쉬고 건강하게 자랄 수 있는 안전한 환경
을 만들어주시는 것이야말로, 부모님이 아이에게
줄 수 있는 최고의 성장 지원입니다.

우리 아이 생활 습관 체크리스트

각 항목을 읽고 우리 아이에게 해당한다면 [V] 표시를 해주세요.

1. 식습관 점검: 언제, 무엇을, 어떻게 먹고 있나요?

☐ 아이가 물보다 탄산음료, 주스, 이온 음료 등 단 음료를 더 자주 마신다.

☐ 과자, 빵, 아이스크림, 초콜릿, 젤리 등 단 간식을 거의 매일 먹는다.

☐ 흰쌀밥, 흰 빵, 면 요리(라면, 국수, 파스타 등) 위주로 식사하는 경우가 많다.

☐ 치킨, 피자, 햄버거 등 패스트푸드나 햄, 소시지 등 가공육을 주 2~3회 이상
　먹는다.

☐ 라면, 컵밥, 냉동식품(피자, 핫도그, 만두 등) 같은 인스턴트, 초가공식품을 자
　주 먹는다.

☐ 채소나 과일 섭취를 싫어하거나 하루 섭취 횟수가 1~2회 미만이다.

☐ 밤 9시 이후(잠들기 2~3시간 전 이내)에 야식을 먹는 경우가 일주일에 2번 이
　상이다.

☐ 아침 식사를 자주 거르거나 식사 시간이 매우 불규칙하다.

☐ 아이가 현재 과체중 또는 비만(BMI 백분위수 85 이상)에 해당한다.

☐ 아이가 저체중(BMI 백분위수 5 미만)이거나, 식욕 부진 또는 심한 편식으로 식사량이 부족하다.

2. 수면 습관 점검: 언제, 얼마나, 어떻게 자고 있나요?

☐ 잠들기 1시간 전까지 스마트폰, 태블릿, TV, 컴퓨터 등 전자기기 화면을 보는 경우가 많다.

☐ 자기 전 침대에 누워서 스마트폰을 사용하는 습관이 있다.

☐ 보통 밤 11시 이후에 잠자리에 드는 날이 일주일에 3일 이상이다.

☐ 평일과 주말의 취침 또는 기상 시간 차이가 2시간 이상 난다.

☐ 잠자는 방이 완전히 어둡지 않다. (암막 커튼이 없거나, 복도·전자기기 불빛 존재)

☐ 잠자는 방이 조용하지 않거나, 너무 덥거나 춥다.

☐ 아이가 밤에 자주 깨거나 뒤척이며 깊이 잠들지 못한다.

☐ 아침에 깨우기 힘들고 일어나서도 계속 피곤해하거나 짜증을 낸다.

☐ 아이가 평소 코를 심하게 골거나 자는 도중 숨을 잠시 멈추거나 컥컥거리는 소리를 낸다.

3. 건강 및 활동 점검: 몸과 마음의 신호는 어떤가요?

☐ 아토피 피부염, 알레르기 비염, 천식 등을 앓고 있으며 증상이 자주 나타나거나 심한 편이다.

☐ 특정 음식(우유, 계란, 밀가루 등) 섭취 후 복통, 설사, 변비, 피부 발진 등의 불편감을 자주 호소한다.

□ 평소 앉거나 서 있을 때 자세가 구부정하다는 지적을 자주 받는다.

□ 학교 공부, 친구 관계, 가정 문제 등으로 인해 아이가 스트레스를 많이 받고 있다고 느껴진다.

□ 아이가 예민하거나 짜증이 많고 쉽게 피곤해하며 의욕이 없어 보인다.

□ 하루 중 활발히 뛰어놀거나 운동하는 시간이 1시간 미만인 날이 대부분이다.

4. 생활 환경 점검: 보이지 않는 위험은 없나요?

□ 뜨거운 음식을 플라스틱 용기(숫자 3, 6, 7번)나 스티로폼 용기에 자주 담아 먹는다.

□ 플라스틱 용기를 전자레인지에 넣고 자주 가열한다.

□ 컵라면, 통조림, 배달 음식 등 일회용기나 내부 코팅된 캔 제품의 사용 빈도가 높다.

□ 향이 강하거나 성분이 명확하지 않은 성인용 화장품, 세제, 방향제 등에 아이가 자주 노출된다.

결과 확인

체크된 항목이 많을수록, 우리 아이의 성장을 방해하는 숨은 방해꾼이 많을 가능성이 큽니다. 특히 식습관, 수면 습관, 건강 및 활동, 생활 환경 중 여러 항목에 해당한다면 더욱 주의 깊게 살펴볼 필요가 있습니다. 생활 속에서 개선할 수 있는 부분을 찾아 작은 것부터 하나씩 실천해보세요.

아이의 건강한 성장을 위해서는 모든 요인이 다 중요합니다. 유전이라는
훌륭한 설계도 위에 영양, 수면, 운동, 스트레스 관리라는 좋은 자재로
집을 짓는다는 생각으로, 우리 아이의 성장 환경을 꼼꼼히 점검해주세요.

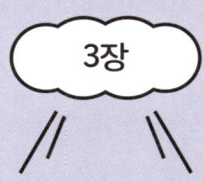

3장

혹시 우리 아이도
성조숙증일까요?

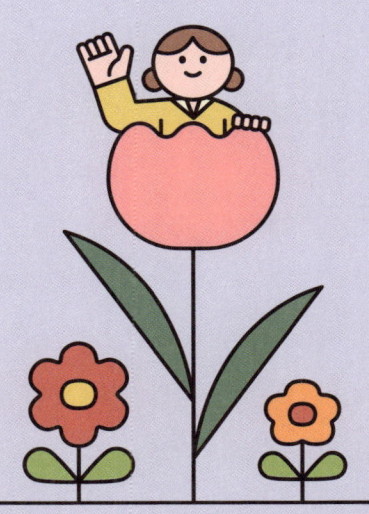

"원장님, 저희 아이가 머리에서 냄새가 나고 여드름이 올라오는 데 설마 벌써 사춘기가 시작된 건 아니겠죠? 인터넷을 찾아보니 성조숙증일 수도 있다는데 앞으로 키가 잘 클지 걱정돼서 며칠 밤을 꼬박 새웠습니다."

진료실에서 이런 불안한 목소리로 상담을 시작하시는 어머님들을 뵙는 일이 부쩍 잦아졌습니다. 예전에는 다소 생소했던 '성조숙증'이라는 단어가 이제는 초등학생 자녀를 둔 부모님들의 가장 큰 걱정거리가 되었습니다. 실제로 건강보험심사평가원 통계에 따르면 국내 성조숙증 환자 수는 지난 10년간 가파르게 증가했으며, 이는 성조숙증이 일부 아이들만의 특별한 문제가 아님을 보여줍니다.

하지만 성조숙증에 대한 정확한 정보 없이 막연히 불안해하시는 경우도 많습니다. "옆집 아이도 그렇다는데 괜찮지 않을까?", "괜히 병원에 갔다가 별거 아닌데 치료를 권하는 건 아닐까?" 하는 생각에 망설이다가 소중한 관리 시기를 놓치는 안타까운 상황도 종종 발생합니다. 성조숙증이란 정확히 무엇이고, 어떻게 대처해야 할까요?

성조숙증, 왜 문제일까요?

성조숙증이란 '성적으로 너무 빨리 성숙하는 현상'을 의미합니다. 의학적으로는 여자아이는 만 8세 이전에, 남자아이는 만 9세 이전에 사춘기 발달, 즉 2차 성징이 나타나는 경우를 말합니다. 사춘기가 조금 빨리 시작되는 것이 뭐 그리 큰 문제냐고 생각할 수도 있습니다. 하지만 성조숙증은 단순히 조금 빠른 사춘기 이상의 의미를 지닙니다. 우리 아이의 최종 키, 정서적 안정, 그리고 미래의 건강에도 영향을 미칠 수 있는 복합적인 문제이기 때문입니다.

성조숙증을 반드시 관리해야 하는 이유는 크게 세 가지입니다. 첫째, 최종 키가 작아질 수 있습니다. 사춘기가 빨리 시작되면 당장은 또래보다 키가 큰 것처럼 보일 수 있는데, 이게 함정입니다. 성호르몬은 성장판을 자극하여 키를 크게 하기도 하지만, 동시에 성장판을 빨리 닫히게 만드는 역할도 합니다. 성조숙증 아이들은 성장판이 남들보다 2~3년, 심하면 그보다 더 일찍 닫혀버리기 때문에 키가 자랄 수 있는 전체 시간이 크게 줄어듭니다. 결국, 또래 친구들이 한창 크고 있을 때 성장이 멈춰서 성인이 되었을 때 자신의 유전적 예상 키보다 훨씬 작을 가능성이 매우 높습니다.

둘째, 아이에게 심리적, 정서적 어려움을 줄 수 있습니다. 남들과 다른 자신의 신체 변화에 아이는 당황하고 수치심을 느낄 수 있습니다. 특히 또래 집단의 시선에 민감한 시기이므로 친구들의 놀림이나 따돌림의 대상이 되어 자신감이 떨어지고 위축될 수 있습니다. 갑작스러운 호르몬 변화는 감정 기복을 심하게 만들기도 하고, 때로는 성적인 관심에 너무 일찍 노출될 위험도 있습니다.

셋째, 드물지만 성조숙증은 다른 질병의 신호일 수 있습니다. 대부분 여자아이가 겪는 성조숙증은 특별한 원인이 없는 특발성이지만, 남자아이의 경우나 매우 어린 나이에 성조숙증이 시작된 경우 뇌종양, 난소종양이나 부신종양 등 다른 심각한 질병이 숨어 있을 수 있으므로 반드시 정확한 검사를 통해 다른 기저 질환을 확인해야 합니다.

| 성조숙증이 의심되는 징후 |

남자아이 (만 9세 이전)	여자아이 (만 8세 이전)
• 고환 크기가 눈에 띄게 커진다. (4mL 이상 또는 장경 2.5cm 이상, 알밤 정도 크기) • 음경이 길어지거나 굵어진다. • 음모나 겨드랑이 털이 자라기 시작한다. • 여드름이 나기 시작한다. • 목소리가 굵어지는 변성기가 나타난다. • 갑자기 키가 1년에 8~9cm 이상 훌쩍 자란다.	• 가슴에 멍울이 잡히거나 통증을 느낀다. • 음모나 겨드랑이 털이 자라기 시작한다. • 질 분비물(냉)이 비친다. • 드물지만 만 9.5세 이전에 초경을 시작한다. • 여드름이 나거나 머리에서 냄새가 나기 시작한다. • 갑자기 키가 1년에 7~8cm 이상 훌쩍 자란다.

| 한국 남아의 평균적인 사춘기 발달 시기와 특징 |

단계	생식기/음모 (Genitalia/Pubic-hair)	평균 연령 (95% 범위)	핵심 생리·신체 지표
1단계		-	-
2단계 (사춘기 시작)		11세 (10.5~11.5세)	고환 용적≥4mL, 드문드문한 직모형 치모
3단계*		13세 (12.5~13.5세)	고환 용적 8~10mL, 음경 급성장, 치모 굵어지고 양 증가
4단계		14.2세 (13.5~14.9세)	고환 용적 12mL 전후, 음경·음낭 착색, 치모 성인형이나 범위 제한
5단계		15.8세 (15.0~16.5세)	성인형 음모가 넓게 분포, 생식기 성인 크기 완성

* 첫 사정(Spermarche)은 12.6±1.4세(주로 생식기/음모 3~4단계)에 이루어지며, 이때 야간 유정·자위 경험을 겪는 것으로 보고.

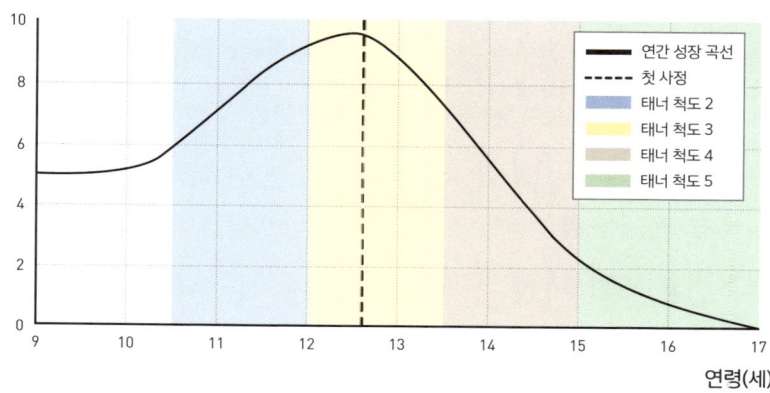

한국 남아 키 성장 속도(Height-Velocity) 곡선

연간성장수치(cm)

연령(세)

범례:
- 연간 성장 곡선
- 첫 사정
- 태너 척도 2
- 태너 척도 3
- 태너 척도 4
- 태너 척도 5

시점	연령	평균 속도(cm/년)	특징
사춘기 전	9~10세	5cm 전후	유년기 완만한 성장
성장 급등기 시작 *	10.2세	5.4cm	사춘기 가속 신호
키 성장 속도 정점	12.5세	9.6cm	남아 최고 성장 속도
감속기	14.5세	4cm 이하	성장판 폐쇄 진행
종결기	16세 이후	1cm 이하	최종 신장 근접

* 급등 시점(10.2세)에서 5.4cm/년으로 시작해 12.5세에 9.6cm/년 정점 후 급락.

* | 한국 여아의 평균적인 사춘기 발달 시기와 특징 |

단계	유방/생식기/음모 (Breast/Genitalia/Pubic-hair)	유방 (Breast)	음모 (Pubic-hair)	초경** (Menarche)
1단계		-	-	
2단계		10.5세 (10.31~10.64세)	11.5세 (11~12세)	
3단계		11.8세 (±0.8세)	12.6세 (±0.9세)	12.6세 (평균)
4단계		13.0세 (±1.0세)	13.8세 (±1.0세)	
5단계		14.7세 (±1.0세)	15.2세 (±1.0세)	

* 여아 발단 단계(태너 척도)의 3~5단계 수치는 1990년대 국내 SMR 정상치(12.6세, 14.2세, 15.7세)에서 사춘기 시점이 0.8~1.0년 빨라진 최근 경향(음모 성장, 유방 발달 하향)을 보정해서 추정(koreamed.org).

** 국민건강영양조사(The Korea National Health and Nutrition Examination Survey, KNHANES) 2006-2015 분석(jkms.org).

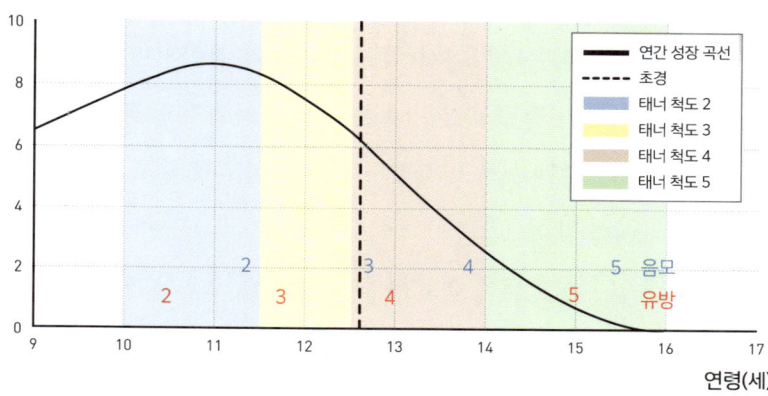

시점	연령	평균 속도(cm/년)	특징
사춘기 전	8~9세	5.0cm	유년기 완만한 성장
성장 급등기 시작	8.6세	6.0cm	사춘기 가속 신호
키 성장 속도*정점	11세	8.3cm	여아 최대 성장 속도
감속기	13.5세	4cm 이하	성장판 폐쇄 진행
종결기	15세 이후	1cm 이하	최종 신장 근접

＊   한국 여아 키 성장 최대 속도(8.3cm/년)는 과거 7cm/년에서 '~1cm' 상승.

성조숙증이 최종 키에 미치는 영향

우리 아이 키는 어떻게 자랄까요? 뼈 양쪽 끝에는 '성장판'이라는 말랑말랑한 부분이 있어서 이곳에서 뼈가 길어지며 키가 큽니다. 아이가 어른이 될 준비를 마치는 시기인 사춘기가 끝나갈 무렵, 이 성장판은 단단한 뼈로 변하면서 성장을 멈추게 되고 더 이상 키가 자라지 않게 되죠.

그런데 성조숙증은 이 사춘기 시작 신호를 너무 일찍 보내는 것과 같습니다. 이르게 분비된 성호르몬은 키를 크게 하는 동시에 성장판을 너무 빨리 지치게 만들어서 예정보다 훨씬 일찍 성장의 문을 닫아버립니다. 마치 마라톤 경주에서 초반에 너무 빨리 달리면 힘을 아껴 꾸준히 달린 친구들보다 먼저 지쳐서, 결국 결승선에 도착하기 전에 멈춰버리는 것과 같습니다. 남들보다 앞서 나가는 듯 보였지만 완주하지 못하고 중간에 레이스를 끝내는 셈이죠.

사춘기가 평균보다 빨리 시작되면 우리 아이의 최종 키는 구체적으로 얼마나 영향을 받을까요? 국내에서 진행한 여학생 대상 연구에 따르면 초경이 1년 빨라질 때마다 최종 키가 평균 약 0.45cm 정도 작아지는 경향이 있었고, 초경이 빠른 여학생이 성인이 되었을 때 153cm 이하 단신이 될 확률은 2.62배 높게 나타났습니다. 이는 초경 연령과 최종 키가 분명히 관련이 있음을 보여주는 중요한 결과입니다. 물론 최근 연구를 보면 아이의 성별, 인종, 사춘기 진행 속도, 비만 여부, 사춘기 시작 시점을 초기 징후를 기준으로 할지 초경 기준으로 할지 등 여러 요인에 따라 키 손실 정도가 매우 다르게 나타나긴 합니다. 연구마다 키 손실 수치가 차이 나는 이유는 다양합니다. 하지만 모든 연구 결과가 공통으로 지적하는 원리가 있습니다. 바로 성조숙증은 성장판을 너무 빨리 성숙시키고 닫히게 만들어, 아이가 충분히 키 클 수 있는 시간을 빼앗아 간다는 사실입니다.

대 이르게 분비된 성호르몬은 성장판의 성숙 속도를 비정상적으로 빠르게 만듭니다. 이것은 성장 가능 기간을 단축하여 아동기와 사춘기 전체에 걸쳐 키가 자랄 수 있는 총 기간을 줄어들게 합니다. 이처럼 줄어든 성장 시간 때문에, 성조숙증을 적절히 관리하지 않으면 아이는 자신이 유전적으로 도달할 수 있었던 최종 예측 키만큼 크지 못하고 성장이 멈출 위험이 커집니다. 그 손실 폭은 성조숙증이 얼마나 일찍 시작해 얼마나 빨리 진행되는지 등 아이의 상태에 따라 5cm 이상까지도 달라질 수 있습니다.

성조숙증, 어떻게 검사하나요?

"우리 아이가 성조숙증인 것 같아요. 병원에 가면 어떤 검사를 하고, 치료는 어떻게 진행되나요? 검사가 아프거나 힘들지는 않을

| 정상 아동과 성조숙증 아동의 발달 차이 |

구분	정상 발달	성조숙증(조기 사춘기)
성장판 개방 기간	여아: 만 10~15세 남아: 만 12~18세	또래보다 일찍 시작하면 성장 기간 단축
성장판 폐쇄 시점	여아: 초경 후 약 2년 (만 15세경) 남아: 만 17~18세	또래보다 1~3년 이상 일찍 닫힘
최종 키 영향	유전적 예측 키만큼 충분히 성장	성장판 조기 성숙으로 최종 키 손실 발생 (수cm~최대 5cm 이상 차이 가능), 여아 초경이 1년 빠를수록 최종 키 약 0.45cm 감소

＊ 아빠 의사의 마음 한마디 ＊

성조숙증처럼 후천적인 요인 탓에 아이가 자신이 타고난 키만큼 충분히 크지 못한다면, 그것만큼 안타깝고 속상한 일은 없을 것입니다. 아이의 가능성 일부를 빼앗기는 것과 같기 때문입니다. 하지만 너무 절망할 필요는 없습니다. 다행스러운 점은 성조숙증은 조기에 발견하고 적절하게 치료하고 관리하면, 최종 키 손실의 상당 부분을 예방하거나 최소화할 수 있다는 사실입니다. 우리가 아이의 작은 신체 변화에도 관심을 기울이고, 성조숙증 징후가 의심될 때 "설마 아니겠지", "좀 더 지켜볼까" 하고 망설이지 말고 성장 클리닉을 찾아야 하는 이유입니다.

까요?' 성조숙증이 의심되어 병원을 찾아야 할 때, 부모님들은 진단과 치료 과정에 대해 많은 궁금증과 걱정을 안고 계십니다. 혹시 아이가 힘들거나 무서워하지는 않을지, 검사나 치료가 꼭 필요한 것인지 등 여러 가지 생각에 마음이 복잡하실 수 있습니다. 하지만 성조숙증 진단과 치료는 아이의 상태를 정확히 파악하고 최선의 성장 계획을 세우기 위한 체계적인 과정이며, 대부분 검사는 아이들이 힘들지 않게 받을 수 있습니다. 지금부터 그 과정을 단계별로 차근차근 알려드릴 테니, 안심하고 따라오시면 됩니다.

[1단계] 문진 및 신체검사로 아이 몸의 신호 읽기

의사는 부모님과 아이에게 여러 가지를 자세히 여쭤볼 거예요. 언제부터 어떤 사춘기 징후(가슴 멍울, 고환 크기 변화 등)가 나타났는지, 얼마나 빨리 진행되는지, 가족 중 비슷한 경우가 있었는지, 아이가 과거에 아팠던 적은 없는지 등을 꼼꼼히 확인합니다. 그리고 아이의 키와 몸무게를 재고, 가슴 발달 정도나 고환 크기, 음모 발달 등 사춘기 진행 단계를 직접 진찰합니다. 이를 전문 용어로는 터너 척도Tanner stage 평가라고 해요. 아이의 현재 상태에 대한 기본적인 정보를 얻고, 사춘기 발달이 실제 나이에 비해 빠른지 다른 의심되는 점은 없는지 등을 파악하기 위한 첫 단계입니다. 편안한 분위기에서 대화하고 기본적인 신체 측정을 하는 과정이니 아이가 무서워할 필요가 전혀 없습니다.

[2단계] 뼈나이로 성장 가능성 파악하기

뼈나이 검사는 몸속 실제 나이를 확인하게 해줍니다. 아이의 주민등록상 나이가 아닌, 실제 우리 몸이 느끼는 성숙도, 즉 '뼈의 나이'를 알려줍니다. 주로 왼쪽 손과 손목 엑스레이 사진을 한 장 찍는데, 이 사진을 통해 뼈의 성숙 정도를 알 수 있습니다. 성조숙증 아이들은 대부분 뼈나이가 실제 나이보다 1~2년 이상 빠르게 진행되어 있습니다. 뼈나이를 통해 앞으로 키가 얼마나 더 자랄 수 있는지, 성장판이 언제쯤 닫힐지 예측하고 치료가 필요한지 판단하는 중요한 정보를 얻습니다. 엑스레이 촬영 시간도 아주 짧고, 방사선 노출량도 걱정하실 수준이 아니니 안심하셔도 괜찮습니다.

[3단계] 호르몬 상태 점검하기

혈액 검사를 통해 사춘기와 관련된 여러 호르몬 수치를 확인합니다. 성조숙증은 크게 뇌에서 신호를 보내 시작되는 '진성(중추성) 성조숙증'과 난소, 고환, 부신 등 다른 기관의 문제로 발생하는 '가성(말초성) 성조숙증'으로 나뉩니다. 두 가지는 치료 방법이 완전히 다르므로 원인을 정확히 파악하는 것이 매우 중요합니다. 기초 호르몬 검사는 기본적인 혈액 채취를 통해 성선자극호르몬(LH, FSH), 성호르몬(에스트라디올, 테스토스테론) 등의 수치를 확인합니다. 피검사 바늘 때문에 아이가 조금 따끔함을 느낄 수 있지만, 금방 끝납니다.

기초 호르몬 수치만으로는 성조숙증을 확진하기 어려운 경우가 많으므로, 뇌에서 비롯된 진성 성조숙증을 확진하는 데 가장 중요한 검사인 성선자극호르몬분비호르몬 자극 검사(GnRH 자극 검사)를 추가로 합니다. GnRH 자극 검사는 사춘기 신호가 정말 뇌의 시상하부와 뇌하수체에서 시작된 것인지, 아니면 난소, 고환, 부신 등 다른 곳의 문제로 성호르몬만 많이 나오는 것인지를 감별하는 핵심적인 검사입니다. 소량의 호르몬 약물(GnRH 유사체)을 주사한 후, 30분 간격으로 2~4회 정도 혈액을 채취하여 성선자극호르몬이 얼마나 반응하는지 호르몬의 변화를 확인합니다. 이 검사는 여러 번 채혈하고 검사 시간도 2~3시간 정도 소요되므로 아이나 부모님 모두 조금 번거롭게 느낄 수 있습니다. 그러나 병원에서는 아이가 불안해하지 않도록 마취 크림이나 영상 시청 등 다양한 방법으로 돕고 있으며, 숙련된 의료진이 안전하게 검사하므로 너무 걱정하지 않으셔도 됩니다.

[4단계] 추가 검사로 원인 정확히 찾기

모든 아이에게 필요한 것은 아니지만, 진성 성조숙증으로 진단되었거나(특히 남아, 만 6세 미만 여아), 가성 성조숙증이 의심될 경우

추가적인 검사를 시행할 수 있습니다. 성조숙증을 유발하는 다른 심각한 질병이 있진 않은지 확인하고, 정확한 원인에 따른 치료 계획을 세우기 위해서입니다. 진성 성조숙증이 의심되는 아이는 뇌 MRI를 통해 진성 성조숙증의 원인이 될 수 있는 뇌종양, 낭종, 구조 이상 등을 확인할 수 있습니다. 가성 성조숙증의 경우 복부·골반 초음파를 실시하여 가성 성조숙증의 원인이 될 수 있는 난소, 부신, 고환의 종양이나 이상을 확인합니다. MRI는 소리가 크고 움직이지 않아야 하지만 통증이 없으며, 초음파도 역시 통증이 전혀 없는 안전한 검사입니다. 필요한 경우 아이가 편안하게 검사받을 수 있도록 진정(수면) 상태에서 진행하기도 합니다.

[5단계] 개인별 맞춤 진단과 치료 계획 수립

의사는 위에서 시행한 모든 검사 결과(문진, 신체검사, 뼈나이 검사, 호르몬 검사, 영상 검사 등)를 종합하여 성조숙증 여부와 종류, 원인, 진행 속도, 예상 최종 키 등을 판단하여 최종 진단을 내립니다. 아이 상태에 따라 치료가 꼭 필요한지, 치료한다면 어떤 방법으로 언제까지 할지, 치료의 목표는 무엇인지 등을 부모님과 충분히 상의하여 맞춤 치료 계획을 세웁니다. 모든 성조숙증 아이가 반드시 치료를 받는 것은 아닙니다. 증상이 가볍거나 진행 속도가 매우 느린 경우에는 치료 없이 정기적으로 경과만 관찰하기도 합니다.

[6단계] 치료 시작, 성장 속도 조절하기

진성 성조숙증은 뇌의 사춘기 스위치를 잠시 꺼두는 GnRH 유사체 주사 치료가 표준 치료법입니다. 보통 4주 또는 12주 간격으로 주사를 맞으며, 사춘기 진행을 멈추거나 늦추어 성장판이 빨리 닫히는 것을 막고 키가 클 수 있는 시간을 벌어줍니다. 진성 성조숙증으로 진단받고 나이와 뼈나이 진행 정도, GnRH 자극 검사 결과 등 건강보험 급여 기준을 충족하면 주사 치료 비용의 상당 부분을 건강보험으로 지원받을 수 있습니다(2025년 기준). 반면, 가성 성조숙증 치료는 성호르몬을 과다하게 만들어내는 원인인 특정 종양 혹은 질환을 찾아 그 원인을 먼저 직접 치료합니다.

[7단계] 치료 후 필수적인 정기 추적 관찰

치료를 시작한 후에도 3~6개월 간격으로 정기적인 진료가 필요합니다. 키와 몸무게 변화, 사춘기 진행 억제 여부, 뼈나이 변화 등을 꾸준히 확인하며 치료 효과를 평가하고, 주사 용량이나 치료 기간을 조절합니다. 치료는 보통 정상적인 사춘기 시작 연령(뼈나이 기준 여아 12~13세, 남아 13~14세 경)까지 지속하는 경우가 많지만, 아이의 성장 상태와 치료 반응에 따라 담당 의사와 상의하여 결정하게 됩니다.

성 억제 주사 치료의 진짜 이야기

성 억제 주사는 아이 몸에 외부 호르몬을 억지로 넣는 것이 아니라, 우리 뇌에서 이제 사춘기를 시작하라고 보내는 성선자극호르몬분비호르몬GnRH을 잠시 정지시켜주는 역할을 합니다. 뇌가 보내는

| 성조숙증의 진단 및 치료 과정 |

단계	주요 내용	목적 및 방법	특이 사항
1	문진 및 신체검사	문진, 신체 계측, 사춘기 단계 평가 등 기본 정보 수집	기본 진료
2	뼈나이 검사	뼈 성숙도 평가(왼쪽 손목 엑스레이 촬영), 성장 잠재력 예측	필수 항목
3	호르몬 검사	기초 호르몬 확인 및 GnRH 자극 검사 (진성·가성 성조숙증 감별 핵심 검사)	혈액 검사
4	영상 검사	뇌 MRI(진성 성조숙증 의심 시), 복부·골반 초음파(가성 성조숙증 의심 시)를 추가 실시하여 기저 질환 확인	성조숙증 원인 감별을 위해 필요시 시행
5	진단 및 치료 계획 수립	검사 결과 종합 진단, 치료 필요 여부 및 치료 방법 결정	전문가 상담 필수
6	치료 시작	필요시 GnRH 주사 치료 (진성 성조숙증 진단 시), 원인 질환 치료(가성 성조숙증 진단 시)	진성 성조숙증 진단 시 건강보험 적용 가능
7	정기 추적 관찰	3~6개월 간격 주기적 검사 및 상담으로 치료 효과 및 부작용 모니터링	치료 종료 시점까지 지속

이 신호가 잠시 멈추면 그 신호를 받아 사춘기를 진행시키던 난소나 고환도 따라서 성호르몬 생산을 잠시 멈추게 되죠. 쉽게 말해 이 주사는 마치 너무 빨리 울리기 시작한 사춘기 알람 시계에 일시 정지 버튼을 눌러주는 것과 같습니다. 시계 자체를 고장 내거나 시간을 거꾸로 돌리는 것이 아니라, 잠시 알람을 멈춰 아이에게 꼭 필요한 성장 시간을 벌어주는 것이죠. 성 억제 주사를 맞은 아이는 2차 성징이나 뼈 성장이 빠르게 진행되는 것을 멈추고 성장판도 좀 더 천천히 닫힙니다. 나중에 치료를 중단하면 몸은 다시 자연스럽게 정상적인 사춘기가 진행되므로 그 효과는 가역적이고 안전합니다.

성 억제 주사에 대해 흔히 오해하고 걱정하는 부분이 많습니다. 먼저 많은 부모님이 성 억제 주사를 맞으면 키 성장이 아예 멈춰 더 크지 않을까 봐 우려합니다. 그러나 절대 그렇지 않습니다. 성 억제 주사 치료의 핵심 목표는 성장판이 일찍 닫히는 것을 막아 키가 더 오래 자랄 수 있도록 시간을 벌어주는 것입니다. 치료 중에는 사춘기 급성장이 멈추기 때문에 일시적으로 성장 속도가 이전보다 약간 둔화될 수 있지만, 이는 최종 키를 키우기 위한 정상적인 과정입니다. 치료를 통해 확보한 시간 동안 꾸준히 성장하여 결과적으로는 치료하지 않았을 때보다 더 큰 최종 키에 도달하게 됩니다.

둘째, 뼈가 약해지거나 골다공증 위험이 있을까 싶어 우려하는 분들이 있습니다. 치료 중에는 뼈 성장에 영향을 주는 성호르몬 분비가 억제되므로 일시적으로 골밀도 증가 속도가 약간 둔화될 수는 있습니다. 하지만 여러 장기 추적 연구 결과, 치료 중단 후 골밀도는 정상적으로 회복되며, 성인이 되었을 때 골밀도나 골절 위험에 악영향을 미치지 않는 것으로 확인되었습니다. 치료 중 칼슘과 비타민D 섭취에 신경 쓰고, 규칙적인 운동을 병행하면 뼈 건강 유지에 도움이 됩니다. 필요시 정기적인 골밀도 검사를 시행할 수도 있습니다.

셋째, 살이 찌거나 당뇨병 같은 대사 질환 위험에 관한 오해입니다. 주사 치료 자체가 비만이나 당뇨병 위험을 직접 높인다는 과학적 근거는 부족합니다. 일부 연구에서는 치료 중 체지방률에 약간 변화가 있을 수 있다고 보고하지만, 임상적으로 의미 있는 수준은 아닙니다. 오히려 치료를 통해 생활 습관을 개선해 성조숙증과 관련된 비만이나 인슐린 저항성 문제가 개선될 수도 있습니다.

넷째, 성 억제 주사가 아이 성격을 변하게 하거나 우울하게 하는 것은 아닌지 우려하기도 합니다. 드물게 치료 초기에 일시적인 두통이나 감정 기복 등이 나타날 수는 있지만, 치료 자체가 심각한 정신적, 심리적 문제를 유발한다는 증거는 없습니다. 오히려 너무 이른 사춘기로 인해 아이가 겪는 심리적 스트레스, 불안감, 또래 관계의 어려움 등을 치료를 통해 개선하는 긍정적인 효과가 더 큽니다. 치료 과정에서 아이의 마음을 잘 살피고 정서적인 지지를 보내주어야 하며, 만약 아이가 힘들어하면 담당 의사와 상의하여 도움받아야 합니다.

마지막으로 불임 가능성은 많은 부모님이 가장 염려하는 부분입니다. 그러나 성 억제 주사 치료는 가역적인 치료입니다. 주사를 중단하면 뇌의 신호 전달 기능은 정상적으로 회복되고, 아이는 자신의 본래 시기에 맞춰 다시 사춘기를 진행하게 됩니다. 수십 년 축적된 장기 추적 연구 데이터를 통해 이 치료가 향후 임신과 출산을 포함한 생식 능력에 부정적인 영향을 주지 않는다는 사실이 명확히 확인되었습니다.

이렇게 성 억제 주사 치료는 전반적으로 안전하지만 모든 약물과 마찬가지로 일부 경미하거나 드물게 부작용이 나타날 수 있습니다. 가장 흔히 일어나는 부작용은 주사 맞은 자리가 아프거나, 빨갛게 붓거나, 가려운 것입니다. 그러나 이는 주사제보다는 주사 행위 자체로 인한 경우가 많습니다. 매번 주사 부위를 조금씩 바꿔가며 맞고 주사 후 냉찜질을 해주면 도움이 됩니다. 치료 초기에 두통, 안면 홍조, 약간의 감정 변화가 일시적으로 나타날 수 있으며, 보통 심하지 않고 시간이 지나면서 적응됩니다. 여자아이의 경우, 치료 시작 첫 달에 일시적인 질 출혈이 소량 나타날 수 있으나, 보통 한 번으로 그치고 지속되지 않습니다. 치료 초기에 난포 자극 호르몬 수치가 일시적으로 변하면서 난소에 작은 물혹이 생길 수 있지만, 대부분 저절로 사라집니다. 극히 드물지만 주사 약물에 대한 알레르기 반응으로 심한 발진, 가려움, 호흡 곤란 등이 나타나거나 주사 부위에 염증이 생길 수 있으니 정기적인 모니터링이 필요합니다. 하지만 대부분의 부작용은 예측과 관리를 할 수 있으므로 크게 우려할 필요는 없습니다.

성 억제 주사 치료는 지난 수십 년간의 경험을 통해 성조숙증으로 인한 최종 키 손실을 막고, 아이의 건강한 심리 사회적 발달을 돕는 데 효과적이고 안전한 방법임이 검증되었습니다. 따라서 치료에 대한 막연한 두려움 때문에 아이에게 꼭 필요한 치료 시기를 놓치는 일은 없어야 합니다. 물론 어떤 치료든 100% 완벽할 수는 없기에 부작용 가능성을 염두에 두고 신중하게 접근하는 것은 당연합니다. 하지만 정확한 정보를 바탕으로 치료의 이득과 위험을 충분히 비교하고, 담당 의사와 긴밀히 소통하며 신뢰 관계 속에서 치료 방향을 함께 결정하는 것이 더욱 중요합니다.

제 속도를 찾은 7살 지현이의 성장 시계

"원장님, 저희 아이가 이제 막 초등학교 들어간 만 7살 여자아이인데요. 얼마 전부터 아이가 가슴이 아프다고 해서 봤더니, 한쪽에 작은 멍울 같은 게 만져지더라고요. 반에서 키가 큰 편이라 대수롭지 않게 생각했는데, 인터넷을 찾아보니 성조숙증일 수도 있다고 해서 덜컥 겁이 났어요. 설마 우리 아이가 그럴 리 없다고 생각하면서도 며칠 동안 걱정이 많았습니다." 걱정 가득한 표정으로 진료실 문을 열고 들어선 지현이 어머님의 이야기였습니다. 어머님의 걱정대로 진찰 결과, 지현이는 가슴 발달이 시작된 사춘기 2단계 Tanner stage 2 소견을 보였습니다. 이어서 진행한 뼈나이 검사에서는 실제 나이보다 2년이나 빠른 만 9세의 뼈나이가 확인되었고, GnRH 자극 검사에서도 뇌에서 사춘기 신호가 이미 활성화된 진성 성조숙증으로 진단되었습니다.

어머님은 "그럼 우리 지현이, 이제 키가 안 크는 건가요? 어떡하죠?"라며 불안한 표정을 감추지 못하셨습니다. 키가 125cm로 현재는 또래 평균보다 약간 큰 편이었지만, 빠르게 진행된 뼈나이를 고려했을 때, 치료하지 않을 경우 최종 성인 키는 150cm 초반에 미치지 못할 가능성이 높았습니다. 부모님의 키를 고려한 유전적 예상 키보다 10cm 가까이 작은 수치였죠. 지현이 어머님께 현재 지현이의 상태와 앞으로의 치료 방법, 그리고 치료를 통해 기대할 수 있는 경과에 대해 차분히 설명드렸습니다.

"어머님, 성조숙증은 지현이의 성장 시계가 남들보다 조금 빨리 달리기 시작한 건데요. 하지만 다행히 어머님께서 늦지 않게 지현이를 데려와 주셔서, 성장 상태를 확인하고 관리할 수 있는 중요한 시기를 놓치지 않을 수 있었습니다. 지금부터 성 억제 주사 치료를 시작하면, 빠르게 달리던 시계를 잠시 정지시킬 수 있습니다. 사춘기 진행을 멈추고 뼈나이가 빨리 진행되지 않도록 막아주면 지현이가 키 클 수 있는 시간을 충분히 벌 수 있어요. 치료의 목표는 단순히 사춘기를 늦추는 것이 아니라, 이렇게 성장판이 일찍 닫히는 것을 막아서 지현이가 원래 가지고 태어난 잠재력만큼 키가 클 수 있도록 돕는 것입니다. 물론 주사 치료에 대해 걱정이 많으시겠지만, 이 치료는 오랫동안 안전성이 확인되었고 부작용도 대부분 가볍거나 충분히 관리할 수 있으니 너무 염려 마세요. 치료를 마치면 다시 정상적으로 사춘기가 진행될 거고요."

어머님은 설명을 들으시고 고민 끝에 치료를 결정하셨습니다. 지현이는 4주 간격으로 성 억제 주사 치료를 꾸준히 받았습니다. 처음에는 주사 맞는 것을 조금 무서워했지만 곧 익숙해졌고, 별다른 부작용 없이 치료를 잘 이어 나갔습니다.

1년 후, 지현이에게 놀라운 변화가 나타났습니다. 정기 검진 결과, 빠르게 진행되던 지현이의 뼈나이 성숙은 지난 1년 동안 약 6개월 정도만 진행되어 있었습니다. 사춘기 진행은 완전히 멈춘 상태였고, 무엇보다 중요한 것은 그동안 키가 6cm나 자랐다는 사실입니다. 1년 동안 뼈나이가 6개월 진행되는 동안 키는 6cm가 자랐으니, 그만큼 성장 시간을 효과적으로 번 셈입니다. 치료를 꾸준히 이어 간다면 치료 전에 예측했던 최종 키보다 최소 5~6cm 이상은 더 클 수 있으리라 예상되었습니다.

무엇보다 가장 큰 변화는 지현이와 어머님의 표정이었습니다.

"이제 키 걱정은 한시름 놓았어요. 아이도 요즘 가슴 아프다는 말도 안 하고 예전처럼 밝아졌고요"라며 환하게 웃으시는 어머님과 훌쩍 자란 키만큼이나 씩씩해진 지현이의 모습을 보며 저는 큰 보람을 느꼈습니다. 지현이의 사례처럼 성조숙증은 '언제 발견하고 어떻게 대처하느냐'에 따라 그 결과가 크게 달라질 수 있습니다. 혹시 우리 아이`에게 성조숙증이 의심되는 징후가 보인다면 주저하지 말고 성장 클리닉을 찾아 정확한 진단과 상담을 받아보세요. 조기 진단과 현명한 관리가 우리 아이의 숨겨진 키와 건강한 미래를 찾아줄 수 있습니다.

성조숙증, 어떻게 예방하나요?

성조숙증의 원인은 유전적인 부분도 있지만, 상당 부분은 일상 습관과 환경에 달려 있습니다. 부모님의 관심과 노력으로 충분히 성조숙증의 위험을 낮추고, 아이가 자신의 성장 시간표에 맞춰 건강하게 자라도록 도울 수 있습니다. 이미 늦은 건 아닌지 걱정하기보다 지금부터라도 할 수 있는 것들을 꾸준히 실천해보세요.

먼저, 소아 비만은 성조숙증의 가장 강력한 위험 요인 중 하나입니다. 특정 음식들이 체내 호르몬 균형에 직접적인 영향을 주므로 성조숙증을 예방하려면 반드시 식단을 관리해야 합니다. 외식보다

집밥이 좋다는 것은 애써 말씀드리지 않아도 아실 것입니다. 외식을 자주 하거나 배달 음식을 많이 섭취하면 높은 칼로리, 나트륨, 포화지방 함량이 문제가 될 수 있습니다. 일주일에 2~3번 이상 습관적으로 피자, 햄버거 등 패스트푸드를 섭취하는 것은 위험 신호입니다. 정제 탄수화물은 빠르게 혈당을 높이고 영양가는 낮습니다. 햄, 소시지, 베이컨이나 기름에 튀긴 음식은 포화지방과 트랜스지방 함량이 높아 성조숙증을 유발할 수 있습니다.

그러므로 아이가 먹을 음식은 최대한 집에서 신선한 제철 채소, 과일, 통곡물(현미, 잡곡 등), 기름기 적은 살코기, 생선, 콩류 위주로 건강하게 조리해주세요. 간식으로는 과일, 견과류, 플레인 요구르트, 고구마, 찐 옥수수 등이 좋습니다. 성장에 필수적이지만 과도한 동물성 단백질 섭취는 주의가 필요하다는 의견도 있습니다. 단백질은 살코기, 생선, 콩, 두부, 달걀 등을 통해 하루 체중 1kg당 1.5g을 넘지 않도록 균형 있게 섭취하는 것이 좋습니다.

또한 환경호르몬(내분비 교란 물질) 노출을 최소화하는 생활 환경을 조성해야 합니다. 플라스틱 제품이나 일부 생활용품 속 환경호르몬은 우리 몸의 정상적인 호르몬 작용을 방해하여 성조숙증을 유발할 수 있습니다. 뜨거운 음식을 담거나 전자레인지 사용 시에는 반드시 유리, 도자기, 스테인리스 스틸, 비스페놀 A가 포함되어 있지 않은 용기(BPA-free 플라스틱) 등 안전한 식기를 사용하세요. 컵라면, 배달 음식 용기 등 일회용 플라스틱과 스티로폼 용기 사용을 최소화해야 합니다. 영수증 감열지에도 환경호르몬인 비스페놀 A가 포함되어 있을 수 있고, 방향제와 향수, 일부 섬유유연제 등에 포함된 프탈레이트 등도 환경호르몬으로 작용할 수 있습니다. 과일, 채소는 베이킹소다나 식초 등을 이용해 잔류 농약이나 이물질을 깨끗하게 씻어주고, 아이가 사용하는 화장품, 세제, 비누 등은 파라벤paraben, 트리클로산triclosan 등 유해 성분이 없는 순한 제품으로 선택하세요. 자주 환기를 하며 실내 공기 질도 관리해야 합니다.

신나게 움직이는 활동도 성조숙증 예방에 도움이 됩니다. 규칙적인 운동은 지방세포에서 분비되는 식욕 억제 관련 호르몬인 렙틴의 수치를 조절하며 체지방을 줄여 비만을 예방하고, 전반적인 신체 대사와 호르몬 균형을 건강하게 유지하는 데 도움을 줍니다. TV 시청, 스마트폰 게임 등 앉아서 보내는 시간이 너무 길고, 하루 신체 활동 시간이 1시간 미만인 경우 성조숙증 위험이 커질 수 있습니다. 하루 30분에서 1시간 이상 약간 숨이 찰 정도의 유산소 운동(빠르게 걷기, 줄넘기, 자전거 타기, 수영 등)을 하거나 친구들과 뛰어노는 시간을 갖도록 격려해주세요. 아이가 흥미를 느끼고 재미있어 하는 운동을 선택해야 꾸준히 할 수 있습니다.

그리고 충분히 깊이 규칙적으로 수면하도록 이끌어주세요. 양질의 충분한 수면은 성장호르몬 분비를 촉진할 뿐 아니라, 수면 유도 호르몬인 멜라토닌 분비를 정상화하여 성호르몬 분비 시기를 조절하는 데 중요한 역할을 합니다. 평일과 주말 모두 최대한 비슷한 시간에 자고 일어나는 규칙적인 수면 패턴도 필요합니다. 초등학생은 9~10시간, 청소년은 8~9시간 정도 충분히 자고, 밤 9~10시 이전 취침을 권장합니다. 침실은 완전히 어둡고 조용하며 18~22℃로 약간 서늘한 상태를 유지해주세요. 최소 잠들기 1시간 전에는 스마트폰, TV, 컴퓨터 등 모든 전자기기 사용을 중단하고, 침실에는 가져가지 않도록 합니다. 책 읽기, 조용한 음악 듣기, 따뜻한 목욕 등으로 몸과 마음을 이완시켜 주세요.

만성적인 스트레스는 스트레스 호르몬인 코르티솔의 분비를 증가시켜 성장호르몬 분비를 방해하고, 성호르몬 체계에도 영향을 주어 사춘기를 앞당길 수 있습니다. 아이의 감정을 존중하고, 힘든 점은 없는지 자주 대화하며 공감해주세요. 결과보다는 과정을 칭찬하고, 아이의 자존감을 높여줘야 합니다. 아이가 감당하기 어려운 수준의 학습량이나 과도한 학업 경쟁으로 부담감을 느끼게 해서는 안 됩니다. 학업 부담에서 벗어나 쉴 수 있는 충분한 휴식과 놀이 시간을 확보해주세요. 아이가 좋아하는 취미 활동, 운동, 예술 활동 등을 통해 스트레스를 건강하게 풀고, 명상이나 이완 요법도 아이에게 도움이 됩니다. 잦은 부부 싸움 등 불안정한 가정환경도 아이에게 큰 스트레스 요인이 됩니다. 친구 관계의 어려움을 방치하지 않고 따돌림이나 교우 관계 갈등도 함께 고민해주세요. 편안하고 지지적인 가정 분위기가 아이가 건강하게 성장할 수 있도록 도울 것입니다.

성조숙증 예방을 위한 관리법을 살펴보니 챙겨야 할 것이 참 많다는 생각에 조금 부담스럽게 느껴지실 수도 있습니다. 하지만 아이의 건강한 성장은 식단, 수면, 운동, 마음, 환경 등 어느 하나 소홀히 할 수 없는 요소들이 서로 영향을 주고받으며 조화를 이루는 과정입니다. 너무 완벽히 하려고 애쓰기보다는 오늘 당장 아이의 간식을 과자 대신 과일로 바꿔주고, 잠들기 전 스마트폰 보는 시간을 30분 줄여보세요. 아주 작은 실천 하나부터 꾸준히 해나가다 보면 작은 관심과 노력이 차곡차곡 쌓여, 우리 아이 성장 시계가 제 박자에 맞춰 건강하게 흘러가도록 도울 것입니다. 완벽함보다는 꾸준한 사랑과 관심이 우리 아이의 건강한 미래를 만듭니다.

우리 아이 성조숙증 체크리스트

각 항목을 읽고 우리 아이에게 해당한다면 [V] 표시를 해주세요.

1. 여자아이(만 8세 생일 이전)

☐ 가슴에 멍울이 만져지거나, 아이가 가슴 통증을 호소한다.

☐ 속옷에 연노란색의 분비물(냉)이 묻어나기 시작했다.

☐ 음모나 겨드랑이에 색이 연하고 가늘더라도 털이 나기 시작했다.

☐ 얼굴, 특히 이마나 코 주변에 여드름이 나기 시작했다.

☐ 머리카락이 쉽게 기름지거나, 땀 냄새 또는 이전에 없던 몸 냄새가 나기 시작했다.

☐ 최근 6개월~1년 사이 키가 1년에 7~8cm 이상 부쩍 크는 등 갑자기 성장 속도가 빨라졌다.

☐ 만 9.5세 이전에 초경을 시작했다.

2. 남자아이(만 9세 생일 이전)

☐ 고환의 크기가 눈에 띄게 커졌다. (예: 땅콩 크기에서 메추리알, 알밤 크기

이상으로 변했다. 만졌을 때 단단해진 느낌이다.)

☐ 음경의 길이가 이전보다 길어지거나 전체적으로 굵어졌다.

☐ 음모나 겨드랑이에 색이 연하고 가늘더라도 털이 나기 시작했다.

☐ 얼굴, 특히 이마나 코 주변에 여드름이 나기 시작했다.

☐ 목소리가 이전과 다르게 약간 변하거나 낮아지고 굵어지는 느낌이 든다

☐ 땀 냄새 또는 이전에 없던 몸 냄새가 나기 시작했다.

☐ 최근 6개월~1년 사이 키가 1년에 8~9cm 이상 부쩍 크는 등 갑자기 성장 속도가 빨라졌다.

결과 확인

위 항목 중 여러 항목을 체크하셨을수록 성조숙증일 가능성을 염두에 두어야 합니다. 특히 여자아이의 가슴 멍울이나 남자아이의 고환 크기 증가는 사춘기의 시작을 알리는 가장 중요한 신호이므로, 이 변화가 해당 연령 이전에 나타났다면 더욱 주의가 필요합니다. 체크한 항목이 있다면 반드시 성장 클리닉을 찾아 상담하세요.

성조숙증 치료는 성장판이 일찍 닫히는 것을 막아 아이가 원래 가지고
태어난 잠재력만큼 키가 클 수 있도록 돕는 것입니다. 우리 아이 몸속의
성장 시계가 제 박자에 맞춰 건강하게 흘러가도록 도와주세요.

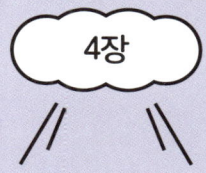

4장

성장 클리닉,
언제 어떻게 가야 할까요?

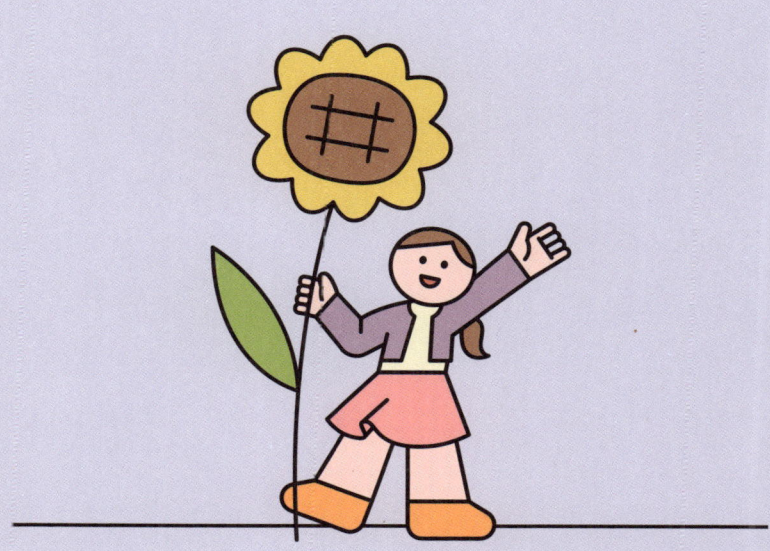

"원장님, 우리 민호가 야구 선수가 되는 게 꿈인데 아무래도 키가 너무 작을 것 같아서 걱정입니다. 저희 부부가 둘 다 큰 키가 아니라서요. 검사해보니 예상 키가 170cm 정도라는데, 운동선수로는 너무 작은 키잖아요. 아이도 요즘 부쩍 의기소침해졌고요. 어떻게 방법이 없을까요?"

중학교 1학년 민호는 야구 방망이를 휘두를 때 가장 눈빛이 빛나는 아이였습니다. 하지만 얼마 전 성장 클리닉에서 예상 키가 170cm라는 결과를 듣고 난 후 말수가 부쩍 줄었다고 어머님은 속상해하셨습니다. 부모님의 키가 평균보다 작은 편이셨기에 어느 정도 예상은 했지만, 아이의 꿈 앞에서 170cm라는 숫자는 너무나 큰 벽처럼 느껴졌을 것입니다. 진료실에서 만난 민호는 아직 변성기도 오지 않았고, 뼈나이는 다행히 실제 나이보다 약간 어렸습니다. 성장 속도는 정상 범위에 있었지만, 사춘기 발달이 조금 늦은 편이었죠. 저는 민호와 부모님께 현재 상태를 솔직하게 설명드렸습니다.

"지금 상태로라면 예상 키가 170cm 전후인 것은 맞습니다. 하지만 민호는 아직 성장할 시간이 남아 있고, 뼈나이도 어리기 때문에 우리가 어떻게 관리하느냐에 따라 충분히 더 클 수 있는 잠재력이 있습니다. 특히 사춘기 시기를 어떻게 보내느냐가 중요합니다. 최선을 다해 성장을 이끌어 볼까요?" 그렇게 민호와 부모님, 저의 3년간의 동행이 시작되었습니다. 민호는 야구 훈련과 학업을 병행하면서도 영양 관리와 수면 습관 개선, 필요한 성장 치료를 꾸준히 이어 갔습니다. 힘들 때도 있었지만 멋진 야구 선수가 되겠다는 꿈과 부모님의 헌신적인 지지, 그리고 정기적인 클리닉 방문을 통한 세심한 관리가 있었기에 민호는 포기하지 않았습니다.

3년 후, 훌쩍 자란 민호가 다시 진료실을 찾았습니다. 정밀 검사 결과 민호의 최종 예상 키는 놀랍게도 183cm로 나타났습니다. 처음 예측했던 키보다 무려 13cm나 더 클 수 있게 된 것입니다. 어머님은 그제야 안도의 한숨을 내쉬셨고, 민호의 얼굴에도 한결 밝은 미소가 떠올랐습니다. 민호의 이야기는 특별한 기적이 아닙니다. 아이의 성장 가능성을 정확히 진단하고, 적절한 시기에 전문가의 도움을 받으면 충분히 만들어낼 수 있습니다.

제가 오랫동안 성장 클리닉 현장에서 아이들과 부모님들을 만나보면, 키 성장에 관해 한국 부모님들의 관심과 의지가 정말 높다는 것을 느낍니다. 그에 발맞춰 한국의 성장 클리닉 시스템 역시 세계적인 수준으로 발전해왔습니다. 정밀한 진단 장비와 시스템, 다양한 치료법에 대한 풍부한 임상 경험, 그리고 아이와 부모님의 마음마저 헤아리는 세심한 관리는 분명히 주목할 만한 부분입니다.

하지만 아무리 좋은 시스템과 치료법이 있더라도 언제, 어떻게 전문가의 도움을 받아야 할지 몰라 망설이거나 잘못된 정보에 기대어 시간을 허비한다면 안타까운 결과를 낳을 수 있습니다. 언제 성장 클리닉의 문을 두드려야 하는지, 병원에서는 어떤 과정을 통해 아이의 상태를 진단하고 도움을 주는지, 그리고 부모님들께서 가장 궁금해하시는 성장호르몬 치료를 포함한 다양한 치료법은 어떤 경우에 고려해볼 수 있는지 등 성장 클리닉 활용법에 관해 상세하고 솔직하게 알려드리겠습니다.

병원에 가야 할 때를 알려주는 신호

"우리 아이 키가 작은 편인 것 같긴 한데 병원에 가봐야 할 정도 인가요?", "괜히 너무 일찍 걱정하는 건 아닐지, 언제까지 기다려봐도 될까요?" 아이의 키 성장을 걱정하는 부모님들이 성장 클리닉 방문 시기를 두고 고민하시는 것은 너무나 당연합니다. 병원 방문으로 아이에게 부담을 주거나, 별문제 없는데 유난 떤다는 소리를 들을까 봐 망설여지기도 하실 겁니다. 하지만 저는 오랜 진료 경험을 통해 '성장 문제는 조금 이른 듯 확인하는 것이 나중에 후회하는 것보다 훨씬 낫다'라고 항상 강조합니다. 아이의 키는 현재 건강 상태를 보여주는 중요한 신호등과 같아서, 성장에 문제가 있다는 것은 단순히 키가 작은 것을 넘어 다른 건강 문제가 있을 가능성을 시사하기 때문입니다. 그렇다면 어떤 경우에 성장 클리닉을 방문하여 전문가의 진료를 받아보는 것이 좋을까요?

성장 클리닉 방문 기준

1. 우리 아이의 절대적인 키 크기 또는 자라는 속도에 빨간불이 켜졌을 때

- **[기준 1]** 같은 나이, 같은 성별 친구 100명 중 키 순서가 앞에서 1~2번째일 때. 통계적으로 하위 3% 미만에 해당한다는 것(키 < 백분위수 3)은 정상 범위를 벗어나 현저히 작은 키임을 의미합니다. 이 경우 병적인 원인이 숨어 있을 가능성이 상대적으로 높습니다.

- **[기준 2]** 만 3세 이후, 1년 동안 키가 4cm도 채 자라지 않았을 때. 아이들은 보통 1년에 최소 4~6cm 이상 자랍니다. 연간 성장 속도가 4cm 미만이라는 것은 정상적인 성장 속도에서 벗어났다

는 중요한 신호이며, 성장호르몬 결핍 등 내분비 질환이나 다른 만성 질환의 가능성을 확인해봐야 합니다.

- **[기준 3]** 또래 평균 키와 비교했을 때 그 차이가 눈에 띄게 클 때. 단순히 백분위수 외에도 실제 생활에서 느끼는 또래와의 격차가 클 경우(약 10cm 이상 작을 때), 아이의 심리적 위축 등을 고려하여 상담이 필요할 수 있습니다.

- **[기준 4]** 이전에는 잘 자랐는데 최근 1~2년 사이 성장 속도가 눈에 띄게 감소했을 때. 갑작스러운 성장 속도 변화는 사춘기 시작, 특정 질환 발병 등 아이에게 어떤 변화가 생겼다는 신호일 수 있으므로 원인을 확인해야 합니다.

- **[기준 5]** 성장 도표에서 키 백분위수가 시간이 지남에 따라 지속적으로 떨어질 때. 현재 키가 정상 범위에 있더라도, 성장세가 계속 꺾이고 있다는 것은 따라잡기 성장이 어렵거나 성장을 방해하는 요인이 있을 수 있음을 시사합니다.

- **[기준 6]** 부모님의 키를 고려한 유전적 예상 키보다 아이 키가 현저히 작을 때(8cm 이상 차이 날 때). 부모로부터 물려받은 유전적 잠재력만큼 크지 못하게 방해하는 환경적 요인이나 미처 발견하지 못한 건강 문제가 있을 수 있습니다.

2. 사춘기 발달이 너무 빠르거나 늦거나 혹은 이상 신호가 보일 때

- **[기준 7]** 사춘기 징후가 너무 일찍 나타날 때. 여아 만 8세 이전, 남아 만 9세 이전에 성조숙증이 의심될 때입니다. 성장판이 일찍 닫혀 최종 키가 작아질 수 있으므로 반드시 정확한 진단과 관리가 필요합니다.

- **[기준 8]** 사춘기 징후가 너무 늦게 나타날 때. 여아 만 13세, 남아 만 14세 이후에도 사춘기 증상이 나타나지 않을 때입니다. 늦게 크는 체질일 수도 있지만, 때로는 호르몬 분비 이상이나 다른 기저 질환이 원인일 수 있습니다.

- **[기준 9]** 사춘기 발달 속도가 비정상적으로 빠르거나 느릴 때. 발달 속도가 정상적인 범주를 벗어났다면 호르몬 불균형 등 내분비계 문제일 수 있습니다.

3. 체중 문제가 성장의 발목을 잡고 있을 때

- **[기준 10]** 저체중으로 성장에 필요한 영양 공급이 부족하다고 판단될 때. (BMI < 백분위수 5) 저체중이라는 것은 아이가 성장에 필요한 에너지와 영양소를 충분히 섭취하지 못하고 있거나, 섭취하더라도 몸에서 제대로 소화 흡수하지 못하는 문제일 수 있습니다. 성장에 필요한 연료가 절대적으로 부족하여 키가 크기 어려운 상

태일 수 있으므로, 반드시 원인을 찾아 해결해야 합니다.

- **[기준 11]** 과체중 또는 비만으로 성조숙증 등 다른 건강 문제가 우려될 때. (BMI > 백분위수 85~95) 소아 비만은 성조숙증, 대사 증후군 등 다양한 건강 문제와 관련이 있으며, 최종 키 성장에도 부정적인 영향을 미칩니다.
- **[기준 12]** 특별한 이유 없이 체중이 급변할 때. 갑상선 질환 등 다른 내과적 문제일 수 있습니다.

4. 그 외 성장에 영향을 줄 수 있는 요인들을 가지고 있을 때

- **[기준 13]** 임신 주수에 비해 작게 부당경량아(같은 성별, 같은 연령인 100명을 키순으로 세웠을 때, 세 번째 이하에 해당하는 신생아)로 태어났고, 만 2~4세까지 따라잡기 성장을 하지 못했을 때.
- **[기준 14]** 키 성장에 영향을 줄 수 있는 만성 질환(신장, 심장, 소화기, 호흡기, 내분비, 염색체 질환 등)을 앓고 있을 때.
- **[기준 15]** 심한 편식, 식욕 부진 등 영양 문제가 심각하다고 판단될 때.
- **[기준 16]** 가족 중에 저신장, 사춘기 이상, 성장 관련 질환 등 관련 병력이 있을 때.
- **[기준 17]** 아이 스스로 키에 대한 스트레스가 너무 심하거나 자신감이 크게 저하되어 있을 때.

성장 클리닉 방문을 너무 어렵거나 특별하게 생각하지 마세요. 정기적인 영유아 검진처럼, 성장에 중요한 시기에 전문가의 도움을 받아 아이의 건강 상태를 점검하고 성장에 대한 정확한 정보를 얻는 과정일 뿐입니다. 막연한 걱정이나 잘못된 정보에 기대는 것보다, 전문가와 함께 아이의 현 상태를 정확히 파악하고 미래를 계획하는 것이 훨씬 현명한 길입니다.

성장 클리닉 첫 방문, 이렇게 준비하세요

"성장 클리닉 한번 가봐야 할 것 같은데 막상 가려니 뭘 준비해야 할지, 어떤 검사를 할지 몰라서 망설여져요." 아이의 성장에 대한 걱정으로 성장 클리닉 방문을 고민하면서도, 낯선 진료 과정에 대한 부담감이나 아이가 힘들어할지 모른다는 염려 때문에 발걸음이 쉽게 떨어지지 않는 부모님이 많습니다. 하지만 성장 클리닉은 체계적이고 과학적인 진단 시스템을 갖추고 아이와 부모님의 눈높이에 맞춰 친절하게 안내하고 있습니다.

성장 클리닉 방문 전, 가장 중요한 것은 우리 아이의 '성장 역사책'을 잘 챙겨가는 것입니다. 의사는 아이가 태어나서부터 지금까지 어떻게 자라왔는지, 그 흐름을 파악하는 것을 매우 중요하게 생각합니다. 정확하고 풍부한 정보는 진단의 정확성을 높이고, 불필요한 검사를 줄이는 데 큰 도움이 됩니다. 초등학교 3학년 수민이의 어머님은 병원 방문 전 무엇을 챙겼을까요?

성장 클리닉 방문할 때 알아가야 할 정보

- 아이 성장 기록의 모든 것: 영유아 건강검진 결과표, 어린이집 유치원 학교 건강기록부, 집에서 주기적으로 잰 키와 몸무게 기록 등 태어났을 때부터 현재까지의 키와 몸무게 변화를 알 수 있는 모든 자료. 최근 1년간의 성장 기록
- 출생 시부터의 건강 기록: 출생 당시 체중 및 주수, 이전에 앓았던 질환이나 수술·입원 경험 등 아이의 과거 병력 관련 자료
- 최근 건강검진 결과: 최근 1년 이내에 받은 혈액 검사, 소변 검사, 엑스레이 검사 결과지 등
- 복용 약물·영양제 리스트: 현재 아이가 먹고 있는 모든 약(처방약, 일반약, 영양제) 이름, 용량, 복용 시간, 약 봉투나 처방전

- 사춘기 진행 상태 자료: 2차 성징 시작 시기 및 진행 과정 기록
- 평소 생활 습관 자료: 아이의 식습관(편식 여부, 식사량 등), 수면 습관(취침·기상 시간, 수면의 질), 운동 습관 기록
- 가족 성장 스토리: 부모님과 형제자매의 키, 성장 패턴, 사춘기 시기, 가족 중 저신장, 성조숙증, 갑상선 질환 등 관련 질환에 관한 가족력 여부 정보

이 모든 정보를 완벽하게 준비하기는 어려울 수 있습니다. 너무 걱정 마시고, 확인 가능한 내용만 최대한 챙겨서 방문하시면 아이의 상태를 파악하는 데 큰 도움이 됩니다.

이외에도 아이가 혹시 키나 외모 때문에 스트레스 받거나 자신감이 저하된 부분이 있는지도 미리 대화를 통해 알아보면 좋습니다. 방문 전에 아이가 성장 클리닉 방문에 부담을 느끼지 않도록 편안하게 이야기 나눠주세요. "수민아, 우리가 병원에 가서 키가 얼마나 잘 크고 있는지, 더 튼튼하게 자라려면 어떻게 해야 하는지 알아볼 거야. 사진도 찍고 피검사도 할 수 있는데, 아프지 않게 잘 도와주실 거야"라고 미리 설명해줘서 아이의 불안감을 덜어줍니다.

준비물을 꼼꼼히 챙겨 예약 시간에 맞춰 병원에 도착한 수민이

와 어머님. 처음에는 조금 긴장했지만, 편안한 분위기 속에서 다음과 같은 과정들이 차례로 진행되었습니다. 먼저 의사와 마주 앉아 아이의 성장에 관해 깊이 있는 대화를 나눕니다. 어머님이 준비해 오신 자료들을 바탕으로 아이가 태어날 때부터 지금까지 어떻게 자라왔는지, 어떤 점이 가장 걱정되는지, 가족들의 성장 과정은 어떠했는지 등을 꼼꼼하게 확인합니다. 이 시간은 단순히 정보를 전달하는 것을 넘어, 의사가 아이와 부모님의 상황과 마음을 이해하고 공감하는 중요한 과정입니다.

다음으로는 신체를 계측합니다. 간호사의 안내에 따라 키와 몸무게를 정밀하게 측정합니다. 보통 병원에서는 소수점 첫째 자리까지 정확하게 측정하며, 경우에 따라 앉은키, 머리둘레, 체성분(체지방, 근육량 등 인바디 검사) 분석 등을 함께 하기도 합니다. 측정된 값은 표준 성장 도표에 표시하여, 우리 아이가 현재 또래 집단에서 어느 정도 위치에 있는지 객관적으로 확인합니다.

이어서 신체 진찰을 통해 아이의 전반적인 건강 상태와 사춘기 발달 단계를 직접 확인합니다. 여아는 가슴 발달, 남아는 고환 크기 등을 진찰하고, 갑상선과 피부, 골격에 다른 이상 소견은 없는지 등을 살펴봅니다. 뼈나이 검사 외에 아이의 상태에 따라 간단한 혈액 검사나 소변 검사를 진행합니다. 검사가 끝나면 문진, 신체 계측, 진찰, 기본 검사 결과를 종합하여 아이의 현재 성장 상태에 관해 설명합니다. 만약 더 정밀한 확인이 필요하다면 추가 검사를 진행합니다.

성장 클리닉 첫 방문, 설렘보다는 걱정이 앞설 수 있습니다. 하지만 첫 방문은 우리 아이의 성장 가능성을 제대로 확인하고, 건강한 미래를 위해 계획을 세우는 매우 중요하고 의미 있는 발걸음입니다. 준비물을 꼼꼼히 챙겨가서 아이의 성장 스토리를 충분히 공유해주시고, 궁금한 점은 무엇이든 편안하게 질문하세요. 용기를 내어 내딛는 첫걸음이 우리 아이의 숨겨진 한 뼘을 찾아줄 수 있습니다.

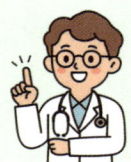

전 세계가 주목한 한국 성장 클리닉

아이의 성장을 정확히 진단하는 것은 효과적인 관리와 치료의 가장 중요한 첫걸음입니다. 우리 아이가 왜 잘 자라지 못하는지, 혹은 왜 빨리 자라는지 그 원인을 명확히 알아야 올바른 방향으로 나아갈 수 있기 때문입니다. 저희 성장 클리닉에는 체계적 진단 시스템과 치료 경험에 대한 신뢰를 바탕으로, 국내뿐 아니라 국외 교포 자녀분들이나 외국인 아이들이 방학 등을 이용해 일부러 찾아오시는 경우가 적지 않습니다. 심지어 미국에서 현직 의사로 활동하고 계신 부모님께서도 두 자녀의 성장 문제를 상의하고 치료를 맡기기 위해 꾸준히 저희 클리닉을 찾아주고 계십니다. 이렇게 국내외에서 우리나라 성장 클리닉이 각광받는 이유는 정확한 진단을 위해 무척 정밀한 검사 시스템을 갖추고 있기 때문입니다. 모든 아이에게 모든 검사가 필요한 것은 아니지만, 각 검사가 어떤 정보를 주며 어떤 경우에 도움이 되는지 알아둘 필요가 있습니다.

첫째, 성장 클리닉에서는 정밀 혈액 검사를 합니다. 키 성장과 사춘기 진행은 다양한 호르몬들의 복잡한 상호작용 결과입니다. 정밀 혈액 검사는 이러한 핵심 호르몬들의 수치를 직접 확인하여 몸 속 상황을 파악합니다. 키 성장 속도가 너무 느리거나 빠를 때, 성조숙증이나 사춘기 지연이 의심될 때, 또는 다른 내분비 질환이 의심될 대 시행하여 정확한 원인 감별에 도움을 받습니다. 정밀 혈액 검사를 통해 우선 의사는 성장호르몬 관련 지표(IGF-1, IGFBP-3 등)를 확인해 성장호르몬이 우리 몸에서 잘 만들어지고 작용하고 있는지 간접적으로 평가합니다. 이때 수치가 너무 낮으면 성장호르몬 결핍증을 의심해 볼 수 있습니다. 갑상샘호르몬(TSH, T3, Free T4)은 갑상선이 제 기능을 하는지 알아보는 지표입니다. 갑상선 기능 저하증은 성장을 방해하는 비교적 흔한 원인이므로, 반드시 확인해야 할 항목입니다. 성호르몬(LH, FSH, 에스트라디올, 테스토스테론)은 사춘기가 얼마나 진행되었는지, 혹은 너무 빠르거나 늦지는 않은지 객관적으로 평가하고 성조숙증이나 사춘기 지연을 진단하는 데 필수적입니다. 그 외에 필요에 따라 빈혈 유무, 간·신장 기능, 전해질, 비타민D 수치 등 전반적인 건강 상태와 영양 상태를 함께 평가합니다.

둘째, 정밀 뼈나이 검사를 통해 성장판의 상태를 정확하게 읽어냅니다. 정밀 뼈나이 검사는 거의 모든 성장 문제 평가의 기본이며, 특히 치료 방침을 결정하거나 치료 효과를 판정할 때 매우 중요한 정보를 제공하는 검사입니다. 앞서 말한 손목 엑스레이를 이용한 뼈나이 검사 결과를 두고 표준 골연령 도감(Greulich-Pyle 등)과 비교하거나, TW3Tanner-Whitehouse 방식처럼 각 뼈의 성숙 단계를 점수화하여 더 정밀하게 평가하기도 합니다. 최근에는 인공지능을 활용하여 판독의 객관성과 정확성을 높이려는 시도도 이루어지고 있습니다. 필요시 팔꿈치, 골반, 무릎 등 다른 부위 엑스레이를 통해 특정 시기의 성장 상태나 남은 성장 시간을 예측하고 척추측만증(척추옆굽음증)과의 관련성 등을 종합적으로 평가하기도 합니다.

셋째, 기초 혈액 검사만으로는 호르몬 분비 상태를 정확히 알기 어려울 때, 호르몬 자극 검사를 통해 특정 약물을 주입하여 우리 몸의 호르몬 분비 기관(뇌하수체 등)이 얼마나 잘 반응하는지를 직접 확인합니다. 기초 검사에서 성조숙증이나 성장호르몬 결핍증이 강력히 의심되어 확진해야 할 때, 또는 치료 시작 및 보험 적용 기준 충족 여부를 판단해야 할 때 시행합니다. GnRH 자극 검사는 진성 성조숙증 확진을 위해 꼭 해야 합니다. 이 검사를 통해 사춘기 신호가 뇌에서 시작된 것인지 명확히 알 수 있어, 정확한 치료 방향을 결정할 수 있습니다. 성장호르몬 자극 검사는 성장호르몬 결핍증 확진을 위해 필요하며, 성장호르몬 치료의 건강보험 적용을 위해서도 꼭 필요한 검사입니다. 약물로 성장호르몬 분비를 유도한 후, 시간에 따라 혈중 농도를 측정하여 분비 능력을 평가하는 검사로 보통 입원하여 진행합니다.

넷째, 정밀 영상 검사는 성조숙증이나 성장호르몬 분비 문제의 원인이 될 수 있는 뇌, 난소, 고환, 부신 등의 구조적인 이상 여부를 확인하기 위해 시행합니다. 호르몬 검사 결과나 아이의 임상 증상 등을 토대로 특정 질환이 강력히 의심될 때 원인을 정확히 파악하기 위해 검사합니다. 뇌 MRI는 주로 남아나 만 6세 미만 여아를 대상으로 특히 진성 성조숙증이나 성장호르몬 결핍증 진단 시 원인 감별을 위해 실시합니다. 복부와 골반 초음파(또는 CT) 검사는 가성 성조숙증을 확인하는 데 필요합니다.

다섯째, 유전·염색체 검사를 통해 성장의 근본적인 원인을 찾습니다. 특히 아이의 키가 또래보다 많이 작은 경우, 유전적인 원인이 숨어 있을 수 있습니다. 터너 증후군, 누난 증후군처럼 특정 증후군이 의심될 때뿐만 아니라, 여러 검사에도 불구하고 키가 작은 원인을 명확히 찾기 어려운 경우에도 유전자 검사는 중요한 단서를 제공합니다. 최근 의학의 발전으로 성장호르몬이나 성장판 연골에 직접적인 영향을 주는 여러 유전자들, 예를 들어 성장호르몬 유전자,

SHOX 유전자, IGF-1 관련 유전자 등의 이상이 저신장의 원인으로 밝혀지고 있습니다. 이러한 특정 유전자에 문제가 있을 때는 단순히 영양이나 환경 요인만으로는 충분한 성장을 기대하기 어렵습니다. 과거에는 원인을 알 수 없는 '특발성 저신장'으로 분류되던 아이들 중 상당수가, 한 번의 혈액 채취로 여러 성장 관련 유전자를 동시에 검사하는 최신 유전자 패널 검사를 통해 실제 저성장의 유전적 원인을 찾아낼 수 있게 되었습니다. 이러한 유전적 진단은 우리 아이에게 맞는 성장 치료, 즉 성장호르몬이나 IGF-1과 같은 특정 약물 치료를 조기에 효과적으로 선택하고, 불필요한 치료를 피하는 데 큰 도움이 됩니다. 더 나아가 최종 키를 보다 정확히 예측하고,

* 아빠 의사의 마음 한마디 *

여러 정밀 검사가 필요하다는 사실에 부담을 느끼거나 걱정하실 수 있습니다. "꼭 이렇게까지 해야 하나?" 하는 생각이 드실 수도 있고요. 하지만 복잡해 보이는 이 과정 하나하나가 우리 아이 몸이 보내는 신호를 정확히 해독하고, 성장을 방해하는 근본 원인을 찾아 해결하기 위한 필수 여정입니다.

가족 내에서 같은 문제가 재발할 가능성까지 설명하는 근거가 됩니다. 이처럼 유전자 검사는 우리 아이의 성장 문제를 보다 정밀하게 진단하고, 맞춤형 치료와 예후 상담을 가능하게 하는 매우 중요한 도구로 자리 잡고 있습니다.

이럴 때 성장호르몬 치료가 필요합니다

초등학교 4학년 태민이는 유난히 주사를 무서워하는 아이였습니다. 태민이는 부당경량아로 태어날 때부터 작았고, 만 4세가 넘도록 또래 평균 키를 따라잡지 못했습니다. 정밀 검사 결과 다른 특별한 질환은 없었지만 성장호르몬 분비 능력이 다소 떨어져 있었고, 이대로라면 최종 성인 키가 160cm 초반이 될 것으로 예측되었습니다. 저는 태민이와 부모님께 성장호르몬 치료를 조심스럽게 권유해 드렸습니다. "태민이가 주사를 무서워하는 마음은 충분히 이해하지만, 성장호르몬 치료가 태민이의 숨은 키 잠재력을 깨우는 데 큰 도움을 줄 수 있습니다. 치료를 통해 예상 키를 5~7cm 이상 더 키울 수 있을 것으로 기대됩니다."

부모님은 매일 주사를 맞아야 한다는 부담감과 아이가 힘들어할 것에 대한 걱정으로 깊은 고민에 빠지셨습니다. 하지만 태민이가 평소 작은 키 때문에 친구들에게 놀림당하고 속상해했던 모습,

그리고 "키가 크고 싶다"라고 조심스럽게 말했던 것을 떠올리며 어려운 결정을 내리셨습니다. 태민이는 처음에는 주사 맞는 시간을 많이 힘들어했지만, 부모님의 따뜻한 격려와 키가 크는 작은 변화를 느끼면서 점차 주사에 익숙해졌습니다. 꾸준한 치료와 생활 관리 덕분에 태민이는 이전보다 훨씬 좋은 성장 속도를 보이며 건강하게 자라고 있습니다. 아직 치료 중이지만, 최종 키는 170cm를 훌쩍 넘길 것으로 기대됩니다.

태민이는 성장호르몬 치료가 필요한 아이였지만, 모든 아이에게 이 치료가 필요하거나 도움이 되는 것은 아닙니다. 성장호르몬 치료는 반드시 정확한 의학적 진단을 바탕으로, 아이의 상태와 치료를 통한 이득과 감수해야 할 부분을 종합적으로 고려하여 신중하게 결정해야 합니다. 그렇다면 어떤 아이들이 성장호르몬 치료를 통해 도움을 받을 수 있고, 치료를 받는다면 어느 정도의 효과를 기대할 수 있으며, 치료는 언제까지 받아야 하는 걸까요?

성장호르몬 치료는 특정 의학적인 이유로 키 성장에 어려움을 겪는 아이들에게 성장 잠재력을 최대한 발휘할 수 있도록 돕는 매우 효과적이고 검증된 치료법입니다. 즉, 명확한 적응증(치료가 필요한 의학적 상태)이 있는 경우에 시행했을 때 그 효과가 가장 잘 나타납니다. 다음과 같은 의학적인 진단을 받은 경우에는 성장호르몬 치료가 아이의 성장을 돕는 가장 효과적이고 표준적인 치료법이며, 건강보험 적용 기준을 충족하면 치료 비용도 지원받을 수 있습니다. 이 아이들은 건강한 성장과 삶의 질 향상을 위해 필수적으로 성장호르몬 치료를 받아야 합니다.

먼저 성장호르몬 결핍증Growth Hormone Deficiency, GHD에 걸린 아이의 경우, 꼭 성장호르몬 치료를 받아야 합니다. 몸에서 성장호르몬 자체가 부족하게 생성되므로 부족한 호르몬을 직접 보충해줘야 정상적인 성장이 가능하며 치료 효과가 가장 뚜렷하게 나타납니다. 터너 증후군*, 누난 증후군**, 프라더 윌리 증후군*** 등 특정 증후군은 염색체 이상 등으로 인해 저신장을 동반하는 경우가 많습니다. 성장호르몬 치료는 이러한 아이들이 자신의 잠재적 키에 최대한 가깝게 성장하도록 돕고, 일부 증후군에서는 키 성장 외 다른 건강 문제 개선에도 도움을 줍니다.

이외에도 만성 신부전의 만성적인 신장 기능 저하는 아이의 성장을 심각하게 방해합니다. 성장호르몬 치료가 신장 기능 자체를 개선하지는 않지만, 성장 속도를 높여 키 손실을 줄이는 데 도움을 줍니다. 부당경량아 중 따라잡기 성장에 실패한 아이도 성장호르몬 치료가 필요한 경우가 많습니다. 태어날 때 작았던 아이가 만 2~4세까지도 또래 평균을 따라잡지 못하고 계속 작은 상태로 머무를 때, 성장호르몬 치료가 따라잡기 성장을 도와 최종 키를 개선할 수 있습니다.

* X 염색체 결실로 발생하며, 저신장과 사춘기 발달 장애가 특징.
** Ras-MAPK 경로 유전자 돌연변이로 생기며, 저신장과 특이 얼굴, 선천성 심장병이 나타남.
*** 15번 염색체 부계 결실로 인해 근긴장 저하와 과식, 비만이 동반.

다음 경우는 의학적으로 명확한 '질병' 상태는 아니지만, 아이의 성장 패턴이나 상황에 따라 성장호르몬 치료를 조심스럽게 고려해 볼 수 있습니다. 다만, 이 경우들은 현재 우리나라에서 건강보험 적용 대상이 아니며, 치료 효과도 아이마다 다를 수 있어 반드시 담당 의사와 아이, 부모님이 함께 충분히 상의해 결정해야 합니다.

특발성 저신장Idiopathic Short Stature, ISS은 여러 정밀 검사에도 불구하고 키가 작은 특별한 원인을 찾을 수 없는 경우입니다. 즉, 성장호르몬 분비는 정상이지만 키가 매우 작은 아이들(키 백분위수 3 미만)이 해당됩니다. 특발성 저신장의 경우, 성장호르몬 치료 시 평균적으로 3~7cm 정도의 최종 키 성장 효과가 있다는 연구 보고들이 있습니다. 하지만 개인차가 크고, 치료 효과 자체에 대한 의학적 논란이 존재하므로 치료는 매우 신중하게 결정해야 합니다. 아이의 키가 어느 정도로 작은지, 예상 키는 어느 정도인지, 키로 인해 아이가 겪는 심리적 스트레스나 어려움은 없는지, 치료에 따르는 상당한 비용을 부담할 수 있는지, 매일 주사를 맞아야 하는 번거로움과 장기간의 치료 기간, 드물지만 발생 가능한 부작용 등을 고려해야 합니다.

최근에는 키에 대한 사회적 관심이 높아지고 치료에 대한 정보 접근성이 좋아지면서 이러한 요인들을 종합적으로 고려하여 이전보다 적극적으로 치료를 원하시는 부모님과 아이들이 늘어나는 추세이기도 합니다. 성장 치료에 대한 경험과 노하우가 국내외적으로 꾸준히 축적되면서, 과거 보고된 평균적인 효과보다 더 긍정적인 성장 결과를 얻는 경우도 점차 많아지고 있습니다. 치료 효과에 대해 현실적인 기대를 하고, 아이와 부모님, 그리고 의료진이 충분한 상담을 통해 함께 결정하는 것이 중요합니다.

이외에 정상 범위 키이지만 심한 심리적 문제를 동반한 경우에도 성장호르몬 치료를 고려해볼 수 있습니다. 키가 백분위수 3 이상으로 의학적인 저신장 기준에는 해당하지 않지만, 자신의 키에 대해 극심한 스트레스를 받거나 이로 인해 우울감, 불안감, 학교 부적응, 심각한 자신감 저하 등 뚜렷한 심리적·사회적 어려움을 겪고 있는 경우입니다. 사춘기가 또래보다 2~3년 이상 늦게 오면서 키도 늦게 자라는 아이가 극심한 스트레스나 심각한 심리적 어려움을 겪는 경우도 해당합니다. 키로 인한 심리적 고통이 심각하여 아이의 일상생활과 정신 건강에 큰 영향을 미친다고 판단될 경우, 정신건강의학과 전문의를 포함한 학제적 평가와 충분한 상담을 통해 매우 제한적으로 치료를 고려해볼 수 있습니다. 의학적으로 성장호르몬 치료가 꼭 필요한 상태는 아니기에 매우 신중하게 접근해야 합니다.

정상적인 성장 패턴을 보이는 아이는 키가 다소 작더라도(키 백분위수 5~25) 자신만의 성장 곡선을 따라 꾸준히 잘 자라고 있고 성장 속도나 뼈나이에 특별한 이상이 없으며 키로 인한 심리적인 어려움이 크지 않다면, 일반적으로 의학적인 치료 대상은 아닙니다. 이는 질병 상태가 아닌 그 아이가 가진 건강한 개성일 뿐입니다. 따라서 이 경우 치료를 고려한다면, 왜 치료를 원하는지에 대한 명확한 이유와 현실적인 기대치를 가지고 담당 의사와 매우 신중하게 상의해야 합니다. 다시 한번 강조하지만, 치료 효과의 불확실성, 부작용 가능성, 높은 비용, 아이와 부모님의 기대치 및 아이의 개별 상황을 종합적으로 고려하여, 정말 치료가 필요한지 치료를 통해 얻는 이득이 잠재적 위험이나 부담보다 클지 판단해야 합니다.

이외에도 성장판이 거의 닫힌 경우, 뼈나이 기준으로 성장이 마무리 단계에 접어들어서(보통 여아 14~15세, 남아 15~16세 이후) 성장판이 거의 닫혔다면 성장호르몬 치료를 해도 키가 더 이상 자라기 어렵습니다. 또한 활동성 종양(암)이 있거나, 성장호르몬 치료로 악화될 수 있는 특정 질환 환자의 경우에는 치료가 금기됩니다. 심한 영양 결핍이나 치료되지 않은 갑상선 기능 저하증이 키가 작은 원인이라면, 성장호르몬 치료보다 원인 해결이 우선입니다.

성장호르몬 치료는 단기간에 효과가 나타나는 주사가 아니라, 수년간 꾸준히 맞아야 하는 장기적인 치료입니다. 치료는 기본적으로 성장판이 닫힐 때까지 지속하는 것이 원칙입니다. 일반적으로 뼈나이 기준으로 여자아이는 14~15세, 남자아이는 15~16세가 되면 성장판이 거의 닫히므로 치료를 종료합니다. 하지만 아이 상태에 따라 연간 성장 속도가 1~2cm 미만으로 현저히 감소하거나, 목표했던 키에 도달한 경우 등에는 담당 의사와 상의하여 그 이전에 치료를 마무리할 수도 있습니다.

표에 제시된 기대 효과는 평균적인 수치이며, 실제 치료 효과는 아이마다 다르게 나타날 수 있습니다. 일반적으로 뼈나이가 어린 나이에 치료를 일찍 시작할수록, 치료 기간이 길수록, 매일 꾸준히 주사 치료를 잘 받을수록 키 성장 효과는 더 크게 나타납니다. 더불어 아이의 영양 상태, 수면 습관, 운동 등 전반적인 건강 관리 상태도 치료 효과에 큰 영향을 미칩니다. 주사 치료와 함께 건강한 생활 습관을 병행하는 것이 최상의 효과를 얻는 길입니다.

* 아빠 의사의 마음 한마디 *

성장호르몬 치료는 분명 특정 상황에서 우리 아이의 키 성장 잠재력을 되찾아주는 매우 효과적이고 소중한 치료법입니다. 하지만 이는 키를 만들어내는 마법 주사가 아니라, 의학적인 도움이 꼭 필요한 아이들에게 신중하게 사용되어야 하는 전문적인 치료입니다. 모든 아이에게 똑같은 답은 없습니다. 우리 아이에게 성장호르몬 치료가 정말 필요한지, 치료를 통해 무엇을 기대할 수 있는지, 감수해야 할 부분은 무엇인지를 고려하여 담당의와 함께 충분히 상의하고 아이에게 가장 좋은 길을 찾아가야 합니다.
정확한 진단과 아이에게 맞는 치료 계획, 부모님의 따뜻한 지지가 함께할 때 우리 아이는 자신의 가능성을 최대한 펼칠 것입니다.

| 성장호르몬 치료 적응증 및 기대 효과 |

대상 질환	증상	성장호르몬 치료 시 기대 효과	치료 기간	건강보험
성장호르몬 결핍증	몸에서 성장호르몬이 부족하게 분비되는 경우	성장호르몬 부족분 보충으로 극적인 따라잡기 성장이 가능, 예상 키 도달 또는 그 이상을 기대	성장판 닫힐 때까지 (뼈나이 여 14~16세)	기준 충족 시 적용
터너 증후군	여성 염색체 이상 (X 염색체 부족)으로 인한 저신장	평균 5~10cm 최종 키 성장 효과 기대	성장판 닫힐 때까지 (뼈나이 여 14~15세)	적용
프라더 윌리 증후군	특정 유전자 이상 (저신장, 비만, 근긴장 저하 등)	평균 5~10cm 최종 키 성장 효과가 있으며 체성분, 운동 능력, 인지 기능 개선 효과	성장판 닫힐 때까지 (뼈나이 여 14~16세)	적용
누난 증후군	특정 유전자 이상 (저신장 등 다양한 증상)	일부 아이에게서 최종 키 성장 효과가 보고됨(개인차 있음)	성장판 닫힐 때까지 (뼈나이 여 14~16세)	적용
만성 신부전으로 인한 저신장	신장 기능 저하로 인한 성장 장애	성장 속도 증가, 따라잡기 성장 가능(신장 기능, 영양 상태에 따라 개인차 큼)	성장판 닫힐 때까지 (뼈나이 여 14~16세)	적용
부당 경량아	작게 태어나 만 4세까지 평균을 따라잡지 못한 경우	평균 4~7cm 최종 키 성장 효과 기대	성장판 닫힐 때까지 (뼈나이 여 14~16세)	기준 충족 시 적용
특발성 저신장	특별한 원인 없이 키가 매우 작은 경우 (성장 곡선 하위 3% 이하)	평균 3~7cm 최종 키 성장 효과 기대(단, 효과에 논란이 있으며 개인차 큼)	성장판이 닫힐 때까지 (효과 미미하거나 부작용 시 조기 중단 고려)	비보험

성장호르몬 치료, 정말 안전한가요?

"원장님, 매일 아이 몸에 직접 성장호르몬을 주사해도 정말 괜찮을까요? 인터넷을 찾아보니 암이나 당뇨병 같은 무서운 병에 걸릴 위험이 있다는 말도 있고, 이런저런 부작용 이야기가 너무 많아서 밤새 걱정했습니다. 우리 아이에게 꼭 필요한 치료라고 해도 혹시 나중에 더 큰 문제가 생기는 건 아닐지 너무 불안합니다."

성장호르몬 치료를 시작하거나 고려할 때, 부모님들이 부작용을 걱정하는 것은 너무나 당연한 일입니다. 소중한 내 아이의 몸에 영향을 줄 수 있는 치료인 만큼, 안전성을 꼼꼼히 따져보고 싶은 마음은 모든 부모가 같을 것입니다. 그러나 현재 사용되는 유전자 재조합 방식의 성장호르몬은 지난 수십 년간 전 세계적으로 수많은 아이에게 사용되며 그 안전성과 효과가 충분히 검증된 비교적 안전한 치료법입니다. 물론 어떤 약이든 100% 부작용이 없다고 단언할 수는 없지만, 부모님들이 막연히 걱정하는 심각한 부작용들은 대부분 과거의 오해에서 비롯되었거나, 발생 빈도가 매우 낮으며 충분히 예측하고 관리할 수 있는 수준입니다. 그렇다면 성장호르몬의 대표적인 부작용으로 우려되는 것은 무엇일까요?

첫째, 많은 분이 성장호르몬이 세포 성장을 촉진하니 혹시 암세포까지 키우는 건 아닐지 우려하곤 합니다. 그러나 수십 년간 전 세계적으로 이루어진 대규모 연구 결과들을 종합해볼 때, 성장호르몬

치료 자체가 새로운 암 발생 위험을 특별히 높인다는 명확한 증거
는 현재까지 발견되지 않았습니다. 다만, 과거에 암 치료를 받았거
나 암 발생 위험이 큰 특정 유전 질환이 있는 경우에는 치료 시작 전
후로 더욱 신중한 접근과 면밀한 관찰이 필요합니다. 따라서 치료
전 아이의 과거 병력과 가족력을 꼼꼼히 확인하고, 치료 중에도 정
기 검진으로 아이의 건강 상태를 꾸준히 확인해야 합니다.

둘째, 당뇨병이 생길 수도 있다는 오해를 하는 분들이 있습니다.
성장호르몬이 혈당을 올리기 때문에 일시적으로 혈당 수치를 약간
높이거나 인슐린 저항성을 유발할 수 있는 것은 사실입니다. 하지
만 대부분 건강한 아이들의 경우 실제 당뇨병 발병으로 이어질 위
험은 매우 낮습니다. 치료 중 약간의 혈당 변화가 관찰되더라도 치
료를 중단하면 대부분 정상으로 돌아옵니다. 다만 비만하거나, 당
뇨병 가족력이 있거나, 프라더 윌리 증후군 등 당뇨병 위험이 큰 아
이들의 경우에는 치료 중 정기적인 혈당 검사를 통해 주의 깊게 관
찰해야 합니다.

셋째, 성장호르몬 치료 때문에 키가 빨리 크면서 척추가 휘지 않
을까 걱정하기도 합니다. 그러나 성장호르몬 치료 자체가 척추측만
증을 직접 유발한다는 명확한 증거는 없습니다. 키가 빠르게 자라면
서 원래 있던 가벼운 척추측만증이 좀 더 진행될 가능성은 있지만 빠
른 성장에 따른 현상일 수 있으며, 직접적인 인과 관계는 아직 불분
명합니다. 이러한 가능성을 고려하여 성장호르몬 치료 시작 전과 치

료 중에 아이의 척추 상태를 주의 깊게 살피고, 정기적인 신체 검진을 통해 자세 변화나 어깨높이 차이 등을 확인하고, 필요한 경우에는 엑스레이 검사를 통해 척추 각도를 객관적으로 평가해야 합니다.

물론 성장호르몬 치료에도 매우 드물지만 나타날 수 있는 심각한 부작용의 증상이 존재합니다. 대퇴골두 골단 분리증Slipped Capital Femoral Epiphysis, SCFE은 엉덩이 관절 성장판이 약간 어긋나는 병으로, 발생 빈도는 매우 낮습니다. 성장호르몬 치료와 직접적인 인과관계는 불분명하나 빠른 성장과 관련이 있을 수 있습니다. 만약 아이가 특별한 이유 없이 엉덩이나 무릎 통증을 호소하거나 다리를 전다면, 즉시 병원에서 진료받아야 합니다.

다른 가능한 부작용인 양성 두개 내 고혈압Benign Intracranial Hypertension, BIH은 뇌 안의 압력이 일시적으로 높아지는 현상으로, 역시 매우 드물게 발생합니다. 심한 두통, 구토, 시력 변화 등이 나타날 수 있으며, 주로 치료 초기에 나타날 수 있습니다. 이런 증상이 나타나면 즉시 의사에게 알리고 진료를 받아야 하며, 보통 주사 용량을 조절하거나 잠시 중단하면 호전됩니다. 성장호르몬 치료 초기에는 몸이 약간 붓거나, 관절 또는 근육이 뻐근하게 느껴질 수 있습니다. 성장호르몬이 몸에 작용하면서 나타나는 현상으로, 대부분 시간이 지나면서 저절로 좋아지거나 주사 용량 조절로 해결될 수 있습니다. 이외에도 주사 맞은 자리가 아프거나, 빨갛게 되거나, 붓거나, 가려울 수 있지만 대개 일시적입니다.

성장호르몬 치료는 꼭 필요한 아이에게 정확한 진단을 바탕으로 알맞은 용량을 전문가의 감독하에 정기적인 모니터링과 함께 할 때 안전합니다. 일반적으로 성장 클리닉에서는 치료 중 3~6개월 간격으로 정기적인 검진을 통해 아이의 키와 체중 변화, 성장 속도, 혈액, 뼈나이 등을 꼼꼼하게 확인합니다. 또한 아이가 느끼는 불편함은 없는지, 부작용 의심 증상은 없는지 등을 세심하게 문진하고 진찰합니다. 안전한 치료가 되려면 정확한 진단과 꼼꼼한 모니터링이 중요합니다.

* 아빠 의사의 마음 한마디 *

성장호르몬 치료의 부작용에 대한 걱정은 너무나 당연합니다. 하지만 온라인에 떠도는 확인되지 않은 정보나 과거의 오해 때문에 막연한 두려움을 키우시기보다는 정확한 의학적 사실을 아는 것이 중요합니다. 지난 수십 년간의 경험과 연구를 통해 성장호르몬 치료는 꼭 필요한 아이들에게 올바르게 사용될 때 매우 안전하고 효과적인 치료법임이 확인되었습니다. 물론 세상에 완벽하게 안전한 치료는 없기에 항상 만일의 가능성까지 염두에 두고 정기적인 검사와 세심한 관찰을 통해 아이의 안전을 최우선으로 생각하며 치료해야 합니다.

진짜 중요한 건 맞춤형 통합 관리입니다

"성장 클리닉에 가면 어떤 도움을 받을 수 있나요?", "성장호르몬 주사 말고 다른 방법은 없나요?" 성장 문제의 원인이 아이마다 다르듯 그 해결 방법 역시 다양합니다. 저는 아이를 진료할 때 단순히 특정 약물 처방에만 의존하지 않고 아이의 상태를 다각도로 정밀하게 진단하고 과학적으로 검증된 다양한 치료법과 개인별 생활 관리 노하우를 통합적으로 적용하여 최상의 결과를 이끌어내고자 합니다.

성장 클리닉에서는 먼저 아이의 생활 습관을 관리합니다. 모든 아이를 대상으로 하는 가장 기본적이고 중요한 관리법으로, 특정 질환이 없더라도 키 성장이 고민이거나 의학적 치료를 받는 아이들에게도 치료 효과를 높이기 위해 반드시 병행되어야 합니다. 균형 잡힌 영양을 공급하고, 성장호르몬 분비를 돕는 깊은 잠을 자도록 합니다. 성장판을 자극하고 자세를 바로잡는 운동을 하고, 스트레스를 관리하도록 지도합니다. 성장에 필요한 최적의 환경을 만들어 아이 본연의 성장력을 최대한 끌어내고, 전반적인 건강 상태를 증진하면 다른 의학적 치료의 효과가 극대화됩니다.

이와 함께 성장호르몬 결핍증, 만성 신부전, 터너 증후군, 누난 증후군, 부당경량아 중 따라잡기 성장에 실패한 경우 등 의학적으로 성장호르몬 치료가 필요하다고 명확히 진단되면 성장호르몬 치료를 실시합니다. 부족한 성장호르몬을 직접 보충해주거나 추가 투여하여 세포 성장 및 분열을 촉진하고 뼈의 길이 성장을 돕는 치료로, 치료 시작 시기, 기간, 순응도 등에 따라 효과는 달라집니다. 특발성 저신장인 경우 성장호르몬 치료 효과를 기대하며 신중하게 고려해볼 수 있으며, 적응증에도 최종 성인 키를 의미 있게 개선할 수 있습니다.

진성 성조숙증으로 진단되어 사춘기 진행이 너무 빠르고 이로 인해 최종 키 손실이 크다고 예상되는 경우에는 성 억제(GnRH 유사체) 주사 치료를 시행합니다. 뇌에서 사춘기를 시작하라는 신호를 일시적으로 멈추게 하여, 성호르몬 분비를 억제하고 사춘기 진행 속도를 늦추고 성장판이 너무 빨리 닫히는 것을 막아 키가 자랄 수 있는 시간을 벌어줌으로써 성조숙증으로 손해 볼 수 있던 최종 키를 회복하도록 도와줍니다.

키 성장이 부진한 원인이 갑상선 기능 저하증, 심한 알레르기 질환(아토피, 비염, 천식), 만성 염증성 장질환(크론병 등), 심각한 영양 결핍(철 결핍성 빈혈, 비타민D 결핍 등) 등 다른 기저 질환 때문이라면 성장을 직접 방해하는 근본 원인 질환을 찾아 적극 치료하고 관리합니다. 원인 질환이 잘 조절되면 성장 속도가 눈에 띄게 회복되고 정상적인 성장 패턴을 되찾는 경우가 많습니다. 키 성장 개선 정도는 기저 질환의 종류와 심각도, 치료 반응 등에 따라 다양합니다.

반면, 일반적인 영양 결핍이 없는 아이에게 처방되는 고가의 키 영양제나 특정 운동 기구, 성장판 자극기, 효과가 입증되지 않은 민간요법 등은 대부분 과학적, 의학적 근거가 부족하거나 키 성장 효과가 객관적으로 입증되지 않았습니다. 오히려 과대 광고로 경저적 부담을 안거나 잘못된 정보로 관리 시기를 놓치는 부작용이 클 수 있습니다.

성장 클리닉의 노하우는 단순히 좋은 약이나 검사 장비를 갖춘 것만이 아닙니다. 아이 상태를 정밀하게 진단하여 아이에게 가장 필요한 치료와 함께 반드시 병행되어야 할 생활 습관을 통합적으로 디자인하고, 장기적인 관점에서 꾸준히 관리해야 합니다.

진료실에서 부모님들이 종종 물으십니다. "원장님, 같은 치료를 받는데 왜 아이들마다 결과가 다른가요?" 제가 예전에 일본의 저명한 성장 치료 대가와 깊이 있는 대화를 나누었을 때도, 그리고 저의 오랜 치료 경험을 되돌아볼 때도 그 답은 항상 한 곳을 향했습니다. 그것은 바로 성장호르몬 치료와 같은 의학적 도움과 더불어 아이의 숨겨진 질환이나 건강 문제 해결, 그리고 영양, 수면, 운동, 자세 등 생활 습관 전반에 걸친 종합적인 관리가 얼마나 잘 조화를 이루었느냐에 따라 최종 결과가 크게 달라진다는 것입니다.

단순히 주사 치료에만 의존하는 것은 좋은 씨앗을 뿌려놓고 물도, 햇볕도, 거름도 주지 않는 것과 같습니다. 의학적 치료라는 좋은 씨앗 위에, 부모님의 정성 어린 생활 관리라는 햇볕과 물이 더해질 때 비로소 우리 아이의 성장 잠재력이라는 나무는 가장 풍성하고 탐스러운 열매를 맺을 수 있습니다. 따라서 인터넷에 떠도는 수많은 정보나 주변의 말에 흔들리지 마시고, 우리 아이의 상태를 가장 정확히 파악하고 있는 담당의와 충분히 상의하며 '우리 아이만을 위한 최적의 성장 로드맵'을 함께 세우고, 그것을 믿고 꾸준히 실천해나가시는 것이 가장 중요합니다. 그 길에 저희 성장 클리닉이 언제나 든든한 동반자가 되어드리겠습니다.

| 키 성장 방법의 모든 것: 생활 습관부터 전문 치료까지 |

구분	주요 대상	작용 원리	기대 효과	특징
생활 습관 관리	모든 아동	영양, 수면, 운동, 스트레스 관리 등 성장 환경 최적화	유전적 잠재력 최대 발휘, 전반적 건강 증진	모든 치료의 기초로 꾸준한 실천이 중요
성장 호르몬 치료	성장호르몬 결핍증, 터너 증후군, 프라더 윌리 증후군 등 특정 질환이 있는 경우	성장 직접 촉진	최종 키 개선 가능 (평균 3~10cm 이상)	장기 치료, 적응증에 따라 일부 보험 적용
성 억제 주사	진성 성조숙증 진단 시	뇌의 사춘기 신호를 일시 중단하여 성장판 조기 닫힘을 방지	최종 키 손실 방지 (최대 5~6cm 손실 예방)	기준 충족 시 보험 적용
기저 질환 치료 및 관리	갑상선 질환, 만성 염증, 알레르기, 영양 결핍 등 기저 질환자	성장 방해의 원인 질환을 제거	원인 질환 호전 시 성장 속도 회복 및 개선 (개인차 있음)	해당 질환 전문의와 협진 및 지속적 관리 필요
영양제 및 각종 보충제	식사를 통해 특정 영양소 섭취가 부족하거나, 면역·소화 등 특정 기능 개선이 필요한 아동	균형 잡힌 식단이 기본, 영양소 보충을 넘어 기능의학적 관점에서 질병 개선을 돕고 건강한 성장 환경을 조성	직접적인 키 성장 효과는 불확실, 영양 결핍 해소 및 건강 문제 완화를 통해 성장에 간접적으로 긍정적 영향을 줄 수 있음	담당의의 정확한 진단과 아이의 상태에 맞는 맞춤 처방이 중요, ㅅ 중의 '키 크는 영양제'는 대부분 근거가 부족한 경우가 많으므로 과대 광고에 주의
성장판 자극 (운동) 기구	키 성장을 원하는 모든 아동	성장판에 물리적 자극 (진동, 압력 등)을 가하여 성장을 유도한다고 주장	키 성장 효과 불확실	의학적/과학적 근거 빈약, 과대 광고에 현혹되지 않도록 각별한 주의 필요, 사용 전 반드시 담당의와 상의

아이의 키, 절대 포기하지 마세요

성장 클리닉에서의 기나긴 여정은 때로는 예상치 못한 어려움에 부딪히기도 합니다. 하지만 정확한 진단을 바탕으로 아이와 부모님, 그리고 의료진이 한마음으로 꾸준히 노력할 때, 우리는 종종 유전적인 한계나 어려운 상황을 뛰어넘는 놀라운 결과들을 마주하게 됩니다. 제가 직접 경험했던 몇몇 아이들의 이야기를 통해 성장 관리와 치료가 아이의 미래에 어떤 긍정적인 변화를 불러올 수 있는지 함께 나누고 싶습니다.

[사례 1] 축구 선수 꿈에 한 발 다가간 지환이

지환이는 축구 선수를 꿈꾸는 만 14세, 중학교 2학년 남학생이었습니다. 일반적으로 성장 치료를 시작하기에는 다소 늦은 시기였지만, 키에 대한 간절함이 컸습니다. 첫 방문 시 뼈나이는 13.6세로 아직 성장판이 충분히 열려 있었고, 지난 1년간 4cm 이상 꾸준히 자라고 있어 치료를 고려해볼 수 있는 상태였습니다. 지환이의 예상 키는 176cm였지만 지환이의 희망 키는 183cm 이상이었습니다.

성장판이 남아 있는 시간 동안 최대한 성장을 이끌어내기 위해 성장호르몬 치료와 함께 맞춤 생활 관리를 시행했습니다. 늦은 시작에 대한 우려가 있었지만, 다행히 지환이의 성장판은 치료에 잘 반응해주었습니다. 치료 시작 후 단 1년 만에 키가 무려 14.4cm나 자라 178.8cm에 도달했습니다. 놀라운 '폭풍 성장'이었죠. 게다가 치료 동안 뼈나이가 약 1년 정도만 진행되어 성장판이 여전히 열려 있었습니다. 이 속도라면 최종 예상 키는 목표했던 183cm를 훌쩍 넘어 188cm까지도 가능할 것으로 예측되어 성공적으로 치료를 마무리할 수 있었습니다. 남자아이들은 여자아이들보다 성장판이 늦게 닫히는 경우가 많아, 중학교 입학 이후에도 성장 치료의 기회가 남아 있을 수 있습니다. 뼈나이, 사춘기 진행 상태, 최근 성장 속도 등을 종합적으로 판단하여 가능성이 있다면 포기하지 말고 담당 의사와 상담해보세요.

[사례 2] 성조숙증과 비만을 이겨낸 성재

성재는 만 8세에 처음 병원을 찾았을 때 키 139cm에 몸무게가 56kg으로 심한 비만 상태였고, 더 큰 문제는 뼈나이가 무려 13세 2개월로 실제 나이보다 5년 이상 빨랐다는 점입니다. 전형적인 비만으로 인한 성조숙증이었고, 이대로라면 최종 예상 키는 165cm에 불과했습니다. 아이와 부모님의 희망 키는 185cm였으니, 무려 20cm를 더 키워야 하는 어려운 상황이었습니다.

성조숙증 진행을 멈추는 성 억제 주사 치료와 함께 성장호르몬 치료, 그리고 비만 관리를 위한 영양 치료 및 자세 교정 등 통합적인 성장 관리 프로그램을 4년간 시행했습니다. 치료 기간 내내 체중 관리가 가장 큰 숙제였습니다. 꾸준한 노력에도 불구하고 비만 상태가 쉽게 개선되지 않아 어려움이 있었습니다. 그러나 놀랍게도 치료 기간 4년 동안 성재의 뼈나이는 '13세 2개월'에서 '13세 8개월'로 단 6개월만 진행되었습니다. 사춘기 진행을 효과적으로 억제한 덕분이죠. 그동안 키는 139cm에서 177.2cm로 무려 38cm 이상 자랐습니다. 특히 치료 첫해에는 뼈나이 성숙이 거의 진행되지 않으면서 키가 15cm나 자라는 등 폭발적인 성장 반응을 보였습니다. 최종 예상 키가 목표했던 185cm에 도달하여 성공적으로 치료를 종료할 수 있었습니다.

성조숙증 진단을 받거나 뼈나이가 매우 빠르다고 해서 너무 절망할 필요는 없습니다. 특히 비만과 동반된 경우, 성조숙증 치료와 성장호르몬 치료, 그리고 생활 습관 관리를 통합적으로 병행하면 뼈나이 진행을 효과적으로 늦추면서 충분한 키 성장을 이끌어낼 수 있습니다. 아이와 부모님의 굳은 의지와 노력이 있다면 어려운 상황도 충분히 극복할 수 있습니다.

[사례 3] 성장이 멈춘 듯했던 민준이

초등학교 고학년 민준이는 최근 1년간 키가 4cm밖에 크지 않아 걱정하시는 어머님과 함께 저희 병원을 처음 찾았습니다. 검사 결과, 예상 키는 176cm로 작지는 않았지만 뼈나이가 실제 나이보다 약간 앞서가고 있어 성장 잠재력을 다 발휘하지 못할 가능성이 보였습니다. 정밀 검사상 특별한 질병은 없었지만, 여러 음식에 대한 민감성과 늦게 자는 수면 습관이 성장을 방해하는 주요 원인으로 파악되었습니다.

그래서 약 1년 반 동안은 성장호르몬 치료 없이 음식과 수면 습관 개선을 집중적으로 관리했고, 다행히 성장 속도는 다시 회복되었습니다. 이후 목표 키 달성을 위해 성장호르몬 치료를 추가로 병행하였고, 약 3년 반의 꾸준한 관리와 치료 끝에 민준이의 키는 175.5cm에 도달했습니다. 여기서 가장 중요한 점은 치료 종료 시점의 뼈나이가 13세 9개월로, 성장판이 아직 충분히 열려 있었다는 것입니다. 이를 바탕으로 민준이의 최종 예상 키는 처음 내원 시 예측했던 176cm보다 10cm나 더 큰 186cm로 커졌습니다.

키 성장 부진의 원인이 항상 호르몬에 있는 것은 아닙니다. 민준 이처럼 음식 민감성이나 잘못된 생활 습관이 성장의 발목을 잡고 있을 수도 있습니다. 따라서 정확한 검사를 통해 성장 부진의 근본 원인을 파악하고, 생활 습관을 먼저 개선하는 것이 매우 중요합니다. 생활 습관 관리만으로도 성장 속도를 회복하는 경우가 많으며, 이것이 바로 성장 치료 효과를 극대화하는 가장 튼튼한 기초가 됩니다.

[사례 4] 천식과 알레르기에도 꿋꿋이 자란 동민이

초등학교 2학년 동민이는 작년부터 키가 1년에 2.8cm밖에 자라지 않아 어머님께서 걱정이 많으셨습니다. 동민이는 어릴 때부터 천식과 비염을 계속 앓았고, 내원 당시에는 심한 아토피 피부염으로 온몸을 긁적이고 있었습니다. 여러 알레르기 검사 결과, 집먼지진드기, 음식 등 다양한 원인에 심한 알레르기 반응을 보이는 전형적인 알레르기 체질이었습니다. 동민이의 성장 부진은 심한 알레르기 질환 때문일 가능성이 높다고 판단하여 성장호르몬 치료 전에 먼저 알레르기 질환을 집중해서 관리하며 환경 조성, 약물 치료, 식단 조절 등을 통해 염증 반응을 줄이는 데 주력했습니다. 여러 알레르기에 복합적으로 반응하여 관리가 쉽지 않았고, 특히 피부 가려움증으로 밤잠을 설쳐 성장에 더 좋지 않은 영향을 주었습니다.

다행히 알레르기 관리를 시작한 지 불과 3개월 만에 동민이의 키는 놀랍게도 2.8cm나 자랐습니다. 지난 1년 치 성장을 단 3개월 만에 따라잡은 셈이죠. 가려움증이 줄면서 밤잠도 훨씬 편안해졌습니다. 키가 잘 안 큰다고 해서 무조건 성장호르몬 부족만 생각할 것은 아닙니다. 동민이처럼 심한 알레르기 질환이나 만성 염증이 몸의 에너지를 빼앗고 성장호르몬의 작용을 방해하는 숨은 원인일 수 있습니다. 근본적인 건강 문제를 먼저 해결하는 것이 때로는 최고의 성장 치료가 될 수 있습니다.

[사례 5] 인내 끝에 정상 키에 도달한 아영이

8살 아영이는 유치원 때부터 늘 반에서 작은 편이었습니다. 초등학교 입학 후에도 1년에 4cm 미만으로 자라 병원을 찾아왔지요. 특별한 질병은 발견되지 않았지만 뼈나이가 실제 나이보다 2년 정도 어렸고, 부모님께서도 학창 시절에 늦게 큰 편이었다는 가족력이 있었습니다. 전형적인 체질성 성장 및 사춘기 지연으로 판단되었습니다. 아영이의 경우는 특별한 의학적 치료 대신, 6개월마다 정기적으로 성장 속도와 뼈나이 변화를 확인하며 경과를 관찰하기로 했습니다. 물론 영양, 수면, 운동 등 기본적인 생활 습관을 건강하게 유지하도록 안내했습니다. 부모님께서는 혹시 계속 크지 않으면 어쩌나 하는 불안감을 완전히 떨치기 어려워하셔서 꾸준히 상담하며 안심시켜 드렸지요. 아영이는 초등학교 고학년까지는 여전히 또래보다 작았지만, 중학교에 들어가면서 늦게 사춘기가 시작되었고, 이후 꾸준히 성장하여 결국 부모님의 키를 고려한 유전적 예상 키 범위 내의 정상적인 키에 도달할 수 있었습니다.

키가 작고 성장이 더디다고 해서 모두 치료가 필요한 것은 아닙니다. 아영이처럼 늦게 피는 꽃도 있습니다. 정확한 진단을 통해 기다려도 괜찮은 경우와 치료가 필요한 경우를 구별하는 것이 중요합니다. 조급함보다는 아이의 성장 패턴을 믿고 기다려주면서, 건강한 생활 습관을 지원하는 것이 정답일 때도 있습니다.

[사례 6] 마음 회복과 함께 자란 민우

　12살 민우가 키 성장 문제로 진료실을 찾았습니다. 진찰해보니 민우는 의욕이 없고 항상 지쳐 보였습니다. 잠도 잘 못 자고 친구 관계에도 어려움을 겪고 있었지요. 혈액 등을 검사해보니 신체적인 이상은 없었지만, 우울증 선별 검사에서 중등도의 우울 증상이 의심되었습니다. 민우의 성장 부진이 단순히 신체적인 문제라기보다는, 또래 관계 등에서 비롯된 만성 스트레스와 우울감이 성장호르몬 분비 등 생리적인 부분에까지 영향을 미쳤을 가능성이 높아 보였습니다. 따라서 부모님께 소아 정신건강의학과 전문의의 진료와 상담을 병행하도록 권유했습니다. 성장 클리닉에서는 기본적인 생활 관리와 함께 정기적인 성장 추이만 확인했습니다. 민우 부모님께서는 처음에는 정신과 진료에 대한 거부감을 보이셨지만, 마음 건강이 신체 성장에 미치는 영향에 대해 충분히 설명드리고 정신과 내원을 설득했습니다.

　민우는 정신건강의학과 치료를 통해 우울 증상이 점차 호전되면서, 놀랍게도 키 성장 속도 역시 이전보다 눈에 띄게 개선되어 또래와 비슷한 속도로 회복되는 모습을 보였습니다. 이후 민우는 표정도 훨씬 밝아지고 학교생활에도 잘 적응하게 되었습니다.

　아이의 키는 몸뿐만 아니라 마음의 건강 상태를 반영하는 거울이기도 합니다. 혹시 아이가 키가 잘 크지 않으면서 동시에 짜증이 늘거나 무기력하거나 잠을 못 자는 등 정서적인 어려움을 보인다면, 마음의 문제가 성장에 영향을 주고 있는 것은 아닌지 꼭 살펴봐야 합니다. 때로는 아이의 마음을 먼저 보듬어주는 것이 키 성장의 시작일 수 있습니다.

✱ 아빠 의사의 마음 한마디 ✱

아이들의 성장 이야기는 제각각 다른 빛깔을 띠고 있습니다. 어떤 아이에게는 의학적인 도움이 성장의 열쇠이지만, 또 어떤 아이에게는 생활 습관 개선이나 따뜻한 기다림이 필요합니다. 때로는 예상치 못한 곳에서 성장의 실마리가 풀리기도 하죠. 가장 중요한 것은 우리 아이에게 지금 무엇이 가장 필요한지 정확히 알고, 아이의 몸과 마음의 소리에 귀 기울이는 것입니다.

제가 진료실에서 만나는 성공 사례들의 공통점은 바로 '신뢰'와 '꾸준함'이었습니다. 아이와 부모님이 의료진을 믿고, 함께 세운 계획을 포기하지 않고 꾸준히 실천했을 때 우리는 종종 예상을 뛰어넘는 결과를 보며 기뻐할 수 있었습니다. 쉽지 않은 여정이지만 포기하지 않고 노력한다면 우리 아이의 성장 잠재력은 분명 활짝 피어날 수 있습니다.

성장 클리닉 방문을 너무 어렵게 생각하지 마세요. 성장 클리닉은 아이의
건강 상태를 점검하고 성장에 대한 정확한 정보를 파악하도록 도와줍니다.
전문가와 함께 아이의 현 상태를 정확히 진단하고 빛나는 미래를 계획해보세요.

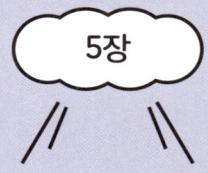

5장

키 크는 습관, 집에서도
충분히 만들 수 있어요

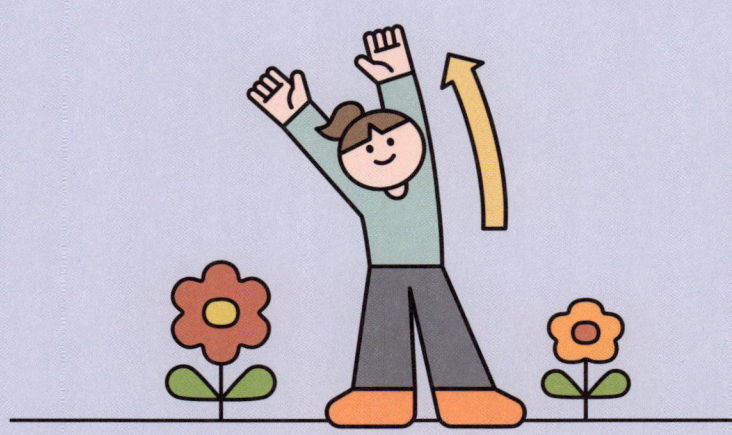

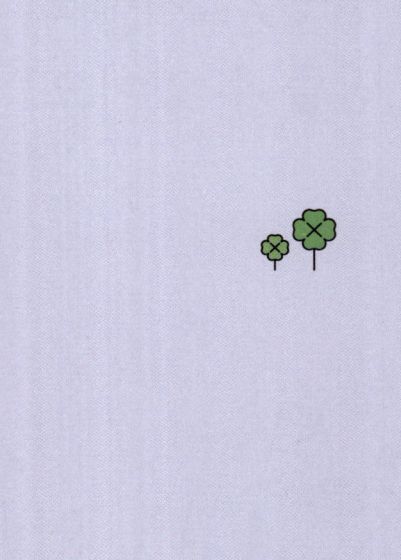

"원장님, 키 성장에 영양, 수면, 운동이 중요하다는 건 알겠어요. 그런데 아이가 초록색 채소는 보자마자 고개를 돌리고, 밥상에서 30분 넘게 씨름하는 건 기본이고요. 밤에는 '물 마시고 싶다', '화장실 가고 싶다' 온갖 핑계를 대며 안 자려고 버티고, 주말에는 소파와 한 몸이 되어 스마트폰만 들여다봐요. 그런 아이를 볼 때면 정말 속이 터지고 힘이 빠집니다. '내가 이렇게까지 해야 하나? 이렇게 한다고 효과가 있을까' 하는 생각마저 들어요."

진료실에서 만나는 부모님들의 솔직한 하소연입니다. 아이의 건강한 성장을 위해 최선을 다하고 싶은 마음은 굴뚝같지만, 이론처럼 완벽하게 생활을 관리하는 건 현실적으로 너무나 어렵습니다. 바쁜 일과 속에서 매번 영양 균형을 맞춘 식단을 차리고, 실랑이하여 아이를 일찍 재우고, 틈틈이 운동까지 시키는 일은 그야말로 극한 직업처럼 느껴질 테니까요.

하지만 알면서도 실천하기 어려운 그 방법들 때문에 아이의 소중한 성장 잠재력을 놓치고 있을지도 모릅니다. 병원에서 특별한 치료를 하고 값비싼 영양제를 먹이는 것보다 아이의 성장을 결정짓는 가장 근본적이고 강력한 힘은 바로 가정에서 매일 쌓아가는 건강한 생활 습관에 있습니다. 평범해 보이는 일상에 우리 아이의 '숨은 키'를 찾아줄 열쇠가 있습니다.

어떻게 하면 우리 아이가 채소를 전쟁 없이 즐겁게 먹게 할 수 있을까요? 스마트폰만 좋아하는 아이가 신나게 몸을 움직이도록 유도할 수 있을까요? 매일 밤 반복되는 잠자리 전쟁을 평화롭게 끝낼 수 있는 현실적인 방법은 뭘까요? 구부정한 우리 아이가 놀이처럼 재미있게 따라 하며 자세를 교정할 방법은 없을까요? 아이가 받는 스트레스를 건강하게 해소하도록 도울 수 있는 방법은 무엇일까요?

저의 경험과 의학적 지식을 바탕으로 이 질문의 답을 하나하나 풀어가겠습니다. 지금 소개하는 방법 중 단 한 가지라도 오늘부터 꾸준히 실천해보세요. 그 작은 시작이 변화를 만들고, 우리 아이의 건강한 성장을 위한 튼튼한 디딤돌이 되어줄 것입니다. 자, 이제 그 실천 가능한 방법들을 함께 찾아볼까요?

먹는 게 아이 키를 결정합니다

"원장님, 키 크려면 뭘 먹여야 할까요? ○○○영양제가 좋다고 하던데…", "아이가 편식이 너무 심해서, 이러다 키가 안 클까 봐 걱정돼요." 흔히 '잘 먹어야 쑥쑥 큰다'라는 말을 많이 들어보셨을 겁니다. 이는 키 성장의 가장 기본적이고 중요한 진리이죠. 하지만 넘쳐나는 정보에서 '무엇을', '어떻게' 먹어야 키 성장에 정말 도움이 될지, 혼란스럽고 어려울 때가 많습니다. 값비싼 영양제나 먹으면 키가 자란다고 하는 영양식에 솔깃하기도 하지만, 정작 중요한 것은 기본에 충실한 균형 잡힌 식단입니다.

왜 잘 먹는 것이 중요할까요? 아이의 키 성장은 마치 튼튼한 건물을 짓는 과정과 같습니다. 건물을 높이 올리려면 반드시 두 가지가 필요하죠. 바로 건물을 올릴 '에너지'와 건물을 구성할 '재료'입니다. 우리 몸은 주로 탄수화물과 지방을 통해 성장 활동을 포함한 모든 생명 활동을 하는 데 필요한 기본적인 힘을 얻습니다. 건물을 올리는 데 필요한 연료이자 에너지가 바로 이것입니다. 한편 단백질, 칼슘, 비타민, 미네랄 등은 건물을 만드는 재료입니다. 뼈를 길게 만들고, 근육을 튼튼하게 하며, 각종 호르몬과 효소를 만드는 데 꼭 필요한 성분들입니다. 만약 에너지나 재료 중 어느 하나라도 부족하거나, 특정 재료만 너무 과다 공급되어 불균형한 상태가 된다면 어떻게 될까요? 당연히 건물은 부실하게 지어지거나 계획만큼 높이 올라가기 어려울 것입니다. 영양 결핍과 영양 불균형 모두 성장을 방해하는 원인이기에 얼마나 먹느냐 못지않게 '무엇을 골고루' 먹느냐가 중요합니다. 그렇다면 우리 아이의 키 성장을 위해 꼭 챙겨야 할 핵심 영양소와 그 역할을 담당하는 대표 음식은 무엇일까요?

첫째, 단백질은 뼈, 근육, 피부 등 우리 몸을 구성하는 기본 재료이자 성장호르몬 등 각종 호르몬 생성에도 꼭 필요한 영양소입니다. 단백질은 단순히 근육만 만드는 것이 아닙니다. 뼈의 약 50%는 콜라겐이라는 단백질로 이루어진 '틀(기질)'이며, 이 틀 위에 칼슘이 달라붙어 뼈가 완성됩니다. 즉, 단백질은 뼈의 형태를 만들고 지지하는 '철골 구조물'과 같은 역할을 합니다. 또한 단백질은 성장호르몬을 포함한 각종 호르몬과 효소의 재료이며, 뼈를 지지하고 성장판에 건강한 자극을 주는 근육 발달에도 꼭 필요한 영양소입니다. 그래서 양질의 단백질을 충분히 섭취하는 것이 성장에 빼놓을 수 없는 준비 과정입니다. 단백질을 섭취할 수 있는 대표 음식에는 소고기, 돼지고기, 닭고기 등 기름기 적은 살코기와 생선(특히 등 푸른 생선), 달걀, 콩, 두부, 우유 및 유제품, 견과류 등이 있습니다.

둘째, 칼슘은 뼈를 만들고 단단하게 유지하는 핵심 미네랄입니다. 우리 몸속 칼슘의 99% 이상이 뼈와 치아에 존재할 만큼, 칼슘은 뼈를 구성하는 가장 중요한 영양소입니다. 성장기에는 뼈가 길어지고 단단해지기 위해 끊임없이 칼슘이 필요합니다. 칼슘이 부족하면 뼈대가 약해지고 성장 속도가 느려집니다. 안타깝게도 많은 아이가 칼슘 섭취가 부족한 실정이므로 부모님의 각별한 관심이 필요합니다. 칼슘은 우유, 치즈, 요구르트, 뼈째 먹는 생선(멸치, 뱅어포), 짙은 녹색 채소(케일, 브로콜리, 청경채), 콩, 두부, 견과류, 씨앗류 등에 있습니다.

셋째, 비타민D는 우리가 음식으로 섭취한 칼슘이 장에서 흡수되어 뼈로 잘 이동하여 단단하게 자리 잡도록 돕는 '마법 열쇠'와 같은 역할을 합니다. 그러므로 칼슘 흡수율을 높여 뼈 건강을 지키기 위해서는 비타민D가 필수적입니다. 또한 비타민D는 면역력 강화에도 중요한 역할을 합니다. 무엇보다 하루 15~30분 정도 팔, 다리 등에 햇볕을 직접 쬐는 것이 비타민D를 섭취하는 가장 효과적인 방법입니다. 최근에는 실내 활동이 늘고 자외선 차단제 사용이 보편화되면서 비타민D는 현대 아이들에게 가장 부족하기 쉬운 영양소 중 하나가 되었습니다. 따라서 연어, 고등어 등의 등 푸른 생선, 달걀노른자, 버섯(햇볕에 말린 표고버섯), 비타민D 강화 유제품이나 시리얼 등 음식을 통해 비타민D를 추가 섭취하는 게 좋습니다.

단백질, 칼슘, 비타민D는 각각 중요한 역할을 하지만, 서로 도와 시너지 효과를 낼 때 우리 아이 뼈 성장에 가장 큰 힘을 발휘합니다. 튼튼한 단백질 골격 위에 비타민D의 도움으로 흡수된 칼슘이 차곡차곡 쌓여야 뼈가 길고 단단하게 자랄 수 있습니다. 마치 좋은 자재와 뛰어난 기술이 만나야 훌륭한 건물이 완성되는 것과 같습니다.

넷째, 아연은 세포 성장과 분열, 성장호르몬 작용, 면역 기능 등 성장에 필수적인 역할을 하는 미네랄입니다. 역시 부족하기 쉬운 영양소로 굴, 붉은 살코기, 조개류, 견과류(호두, 아몬드), 콩류, 통곡물에 들어 있습니다.

다섯째, 철분은 혈액 속 헤모글로빈을 구성하여 몸 곳곳에 산소를 운반하고 에너지를 생성하는 데 중요합니다. 부족 시 빈혈, 피로감, 성장 부진으로 이어질 수 있습니다. 특히 여학생은 월경 시작 후 필요량이 늘어납니다. 붉은 살코기, 간, 달걀노른자, 콩류, 시금치 등의 녹색 잎채소, 조개류에 함유되어 있습니다.

여섯째, 비타민A는 세포 성장과 발달, 시력 보호, 면역력에 중요하며, 비타민C는 뼈와 혈관을 튼튼하게 하는 콜라겐 생성, 철분 흡수, 면역력 강화에 필수적입니다. 비타민A는 당근, 고구마, 단호박, 달걀노른자, 간, 녹황색 채소에 많이 들어 있고, 비타민C는 딸기, 키위, 오렌지 등의 과일과 파프리카, 브로콜리 등 채소에서 섭취할 수 있습니다. 둘 다 부족하기 쉬운 비타민이므로 적정량을 섭취할 수 있도록 주의해야 합니다.

개별 영양소도 중요하지만, 결국 '어떤 식품을 어떤 비율로 먹느냐'가 건강한 성장 식단의 핵심입니다. 통곡물, 채소, 과일은 성장의 기본 에너지원이자 비타민, 미네랄, 식이섬유를 섭취하는 중요한 식품이므로 매일 충분히 섭취해야 합니다. 밥은 잡곡밥, 현미밥으로 간식은 과일로 먹고, 매 끼니 다양한 색깔의 채소를 충분히 섭취하는 것도 중요합니다. 또한 우리 몸의 70%가 물인 만큼 충분한 수분 섭취는 매우 중요하지만, 연령별 권장량(1~3세: 하루

500~600ml(2.8~3.3컵), 4~8세: 하루 800~1,000ml(4.4~5.5컵), 9~13세: 하루 1,200~1,600ml(6.6~8.8컵), 14~18세: 하루 1,400~1,800ml(7.7~10컵))을 매번 지키기란 현실적으로 어려우므로, 아이 곁에 물통을 두고 조금씩 자주 마시는 습관을 길러주시는 것이 가장 좋습니다.

살코기, 생선, 콩, 두부, 달걀, 유제품은 매일 적당량 먹어야 합니다. 뼈와 근육을 만드는 단백질과 칼슘의 주요 공급원으로 기름기 적은 살코기, 등 푸른 생선, 콩, 두부, 달걀 등을 번갈아 섭취하고, 우유나 무가당 유제품도 하루 1~2잔 정도 꾸준히 챙겨주세요. 유당불내증이 있다면 대체 식품을 활용하는 것도 가능합니다.

견과류, 씨앗류, 건강한 기름은 불포화지방산과 미네랄이 풍부하여 성장에 도움을 주므로 매일 소량씩 섭취합니다. 간식으로 한 줌 정도의 견과류를 챙겨주거나, 요리 시 올리브유 등 식물성 기름을 사용하세요. 가공식품, 단 음료, 간식, 튀김류는 앞서 최악의 식습관에서 강조했듯이, 성장을 방해하는 주범입니다. 가급적 섭취를 피하고 섭취 횟수와 양을 최대한 줄이도록 노력해야 합니다. 식품 라벨을 확인하는 습관을 들여 가공식품 속 숨어 있는 당류, 나트륨, 포화지방, 트랜스지방 함량을 꼭 확인하는 것이 좋습니다. 아이가 새로운 음식을 시도하거나 건강한 음식을 잘 먹었을 때 아낌없이 칭찬해주세요.

| 키 성장을 돕는 영양소 | [*]

영양소	역할 및 기능	최신 기준 (2020 한국인 영양소 섭취 기준, 6~14세)	비고
단백질	근육, 뼈, 성장호르몬 등 신체 성장과 조직 유지	6~8세: 35g 9~11세: 50g 12~14세(남): 60g 12~14세(여): 55g	연령·성별에 따라 권장량 다름
칼슘	뼈와 치아 형성, 근육 수축, 신경 전달	6~8세: 700mg 9~11세: 800mg 12~14세: 900mg	성장기 실제 섭취량 부족, 우유만으로 권장량 충족 어려움
비타민D	칼슘·인 흡수, 뼈 건강, 면역력 강화	6~14세: 10μg(400 IU)	햇볕 노출 부족 시 결핍 위험, 결핍 시 보충 필요
아연	성장, 면역, 효소 기능, 단백질·DNA 합성	6~8세: 7mg 9~11세: 9mg 12~14세(남): 10mg 12~14세(여): 9mg	결핍 시 성장 장애, 다양한 식품 통해 섭취 권장
철분	혈액 생성, 산소 운반, 에너지 대사	6~8세: 9mg 9~11세: 11mg 12~14세(남): 14mg 12~14세(여): 16mg	성장기 여아 권장량 더 높음, 결핍 시 빈혈·성장 지연
비타민A	성장, 면역, 시력, 세포 분화	6~8세: 450μg RE 9~11세: 600μg RE 12~14세(남): 750μg RE 12~14세(여): 650μg RE	연령·성별별 권장량 다름, 과다 섭취 주의
비타민C	성장, 면역, 철분 흡수, 항산화	6~8세: 60mg 9~11세: 80mg 12~14세: 100mg	실제 권장량 기준보다 상향, 다양한 과일·채소 섭취 필요

[*] 최신 기준은 2020 한국인 영양소 섭취 기준(KDRIs) 참조.

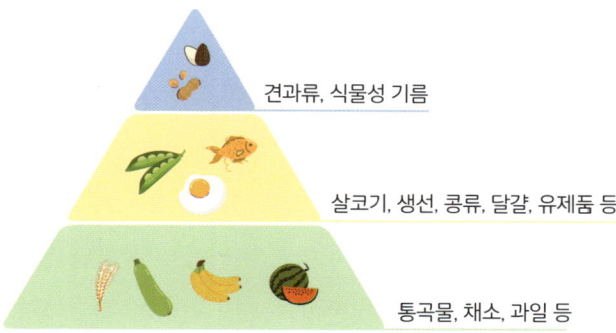

견과류, 식물성 기름

살코기, 생선, 콩류, 달걀, 유제품 등

통곡물, 채소, 과일 등

X 가공식품, 단 음료, 튀김 등

* 아빠 의사의 마음 한마디 *

매일 완벽한 영양 식단을 차려주는 것이 현실적으로 얼마나 어려운지 잘 압니다. 아이의 입맛과 컨디션은 매일 다르고, 바쁜 일상에서 모든 것을 챙기긴 쉽지 않죠. 하지만 단 한 끼의 식단보다 중요한 것은 '지속 가능한 건강한 식사 패턴'을 만들어가는 것입니다. 오늘 아이 밥상에 알록달록한 채소 한 가지를 더 올리고, 건강한 간식을 챙겨주려는 소소한 노력이 모여 아이의 성장판을 튼튼하게 하고 건강한 미래를 만듭니다. '무엇을 먹느냐'가 우리 아이의 '내일'을 만든다는 사실을 기억하며, 즐거운 마음으로 아이와 함께 건강한 식탁을 만들어가시길 응원합니다.

균형 있게 골고루 먹이고 싶은 부모의 욕심에도 불구하고 특정 음식을 거부하는 아이들이 많습니다. "원장님, 우리 아이는 초록색 채소는 아예 입에도 안 대요!", "콩은 귀신같이 골라내고 뱉어버려요.", "매일 먹는 것만 먹으려고 해서 영양 불균형이 올까 봐 너무 걱정돼요." 아이의 편식 문제, 정말 많은 부모님이 토로하시는 육아의 큰 숙제 중 하나입니다. 키 성장을 위해 골고루 잘 먹어야 한다는 것을 알면서도, 밥상 앞에서 아이와 씨름하다 보면 진이 빠지고 속상한 마음에 '그냥 먹는 것만이라도 잘 먹이자' 하고 타협하게 되는 경우도 많으실 겁니다.

편식은 성장기 아이들에게 흔히 나타나는 발달 과정의 일부일 수 있습니다. 새로운 맛과 식감에 대한 낯섦(푸드 네오포비아, food neophobia) 때문에 특정 음식을 거부하기도 하고, 자기 주장을 표현하는 방식일 수도 있죠. 하지만 심한 편식이 오래 지속되면 특정 영양소 결핍으로 이어져 성장에 꼭 필요한 에너지와 재료를 충분히 공급받지 못하게 되고, 결국 키 성장 잠재력을 온전히 발휘하는 데 방해될 수 있습니다. 특히 채소, 과일, 콩류 등을 거부하는 경우 비타민, 미네랄, 식이섬유 섭취 부족으로 이어지기 쉽습니다. 하지만 아이의 편식 습관은 부모님의 인내심과 지혜로운 노력으로 충분히 개선될 수 있습니다. 중요한 것은 식사 시간을 '전쟁터'가 아닌 '즐거운 탐험의 시간'으로 만드는 것입니다.

편식을 줄이기 위해서는 억지로 먹이지 않고 새로운 음식에 대한 도전을 즐겁게 유도해야 합니다. 먼저, 숨기기 기술을 활용해보세요. 아이가 싫어하는 채소는 잘게 다지거나 갈아서 아이가 좋아하는 음식에 감쪽같이 숨겨 넣어보세요. 동그랑땡이나 볶음밥, 카레나 짜장 소스, 달걀찜이나 오므라이스 안에 넣으면 거부감 없이 먹는 경우가 많습니다. 채소나 과일을 귀여운 모양 틀로 찍어 시각적인 흥미를 유발하거나, 김밥처럼 돌돌 말아주면 아이들이 호기심을 갖고 시도해볼 수 있습니다.

또 하나의 방법으로는 익숙한 것과 새로운 것을 짝지어주는 것입니다. 아이가 평소 좋아하는 음식 옆에 새로운 채소나 음식을 아주 조금만 함께 놓아주세요. 익숙한 음식과 함께 있으면 낯선 음식에 대한 경계심이 줄어들 수 있습니다. 처음에는 먹지 않더라도 눈에 익숙해지도록 반복하는 것이 중요합니다. "이거 다 먹어야 해!"라고 강요하면 아이는 더 강하게 거부합니다. 대신 "딱 한 입만 먹어볼까?" 하고 부드럽게 권유하고, 먹지 않더라도 실망하거나 야단치지 마세요. 중요한 것은 경험의 기회를 주는 것입니다. 같은 음식이라도 10번, 15번 이상 꾸준히 식탁에 올려 다양한 형태로 노출하다 보면 어느새 익숙해져 먹게 되는 경우가 많습니다. 부모님이나 형제자매가 그 음식을 "와, 정말 맛있다!" 하며 즐겁게 먹는 모습을 보여주는 것이 아이의 호기심을 자극하는 가장 바람직한 방법입니다.

아이와 함께 장을 보고, 채소를 씻거나 다듬는 등 요리 과정에 직접 참여해보는 것도 좋습니다. 아이는 자신이 만든 음식에 대한 애착과 책임감이 생겨 더 잘 먹으려는 경향을 보입니다. 베란다나 창가에서 방울토마토나 상추 같은 간단한 채소를 아이와 함께 직접 길러보는 것도 음식에 대한 긍정적인 경험을 심어줍니다. 아이가 새로운 음식에 관심을 보이거나, 냄새를 맡거나, 혀끝으로 맛이라도 보려고 시도했다면 결과와 상관없이 그 용기와 노력을 아낌없이 칭찬해주세요. "우와, 용감하게 맛보려고 했구나! 정말 대단하다!"와 같은 긍정적인 피드백은 아이에게 큰 동기 부여가 됩니다. 밥 먹는 시간만큼은 혼내거나 잔소리하는 것을 멈추고, 즐거운 대화를 나누며 편안한 분위기를 만들어주세요. TV나 스마트폰 등 주의를 산만하게 하는 것들은 치우고 식사에 집중할 수 있도록 합니다. 일정한 시간에 식사하는 습관 또한 아이의 소화 리듬과 식욕 조절에 도움을 줍니다.

| 아이에게 도움이 되는 건강 간식 가이드 |

바람직한 간식	피해야 하는 간식
사과, 배, 딸기, 포도, 바나나, 귤, 수박 등 제철 과일, 방울토마토, 파프리카 스틱, 오이 스틱, 당근 스틱, 우유 또는 두유, 플레인 요구르트, 치즈, 삶은 달걀, 견과류 한 줌, 찐 고구마, 찐 감자, 찐 옥수수, 통밀빵 또는 통밀 크래커, 건과일 약간, 집에서 만든 간단한 머핀이나 쿠키	과자, 사탕, 초콜릿, 젤리, 아이스크림, 탄산음료, 가당 주스, 스포츠음료, 햄, 소시지 등 가공육 간식(핫도그 등), 감자튀김 등 튀김류

아이의 편식은 정말 속상하고 지치는 문제일 수 있습니다. 하지만 대부분의 편식은 부모님이 인내심을 가지고 꾸준히 노력하면 시간이 지나면서 자연스럽게 좋아집니다. 오늘 아이가 안 먹는다고 너무 실망하거나 다그치지 마세요. 중요한 것은 억지로 먹이는 것이 아니라, 아이가 다양한 음식을 즐겁게 경험하고 건강한 식습관을 스스로 만들어갈 수 있도록 기회를 열어주고 격려하는 것입니다. 특히 끼니 사이에 챙겨주는 건강한 간식 하나가 아이의 부족한 영양을 채우고, 건강한 맛에 익숙해지게 하는 중요한 다리가 될 수 있습니다. 오늘부터 아이 가방에 과자 대신 과일 한 조각, 견과류 한 줌을 챙겨주시는 것은 어떨까요?

성장판을 자극하는 운동 루틴

"원장님, 키 크려면 어떤 운동을 시켜야 해요?", "매일 줄넘기만 시키면 될까요?" 흔히들 운동하면 키가 큰다고 상식처럼 여깁니다. 하지만 단순히 아무 운동이나 열심히 한다고 해서 무조건 키가 쑥쑥 크는 것은 아닙니다. 오히려 아이에게 맞지 않는 과도하거나 잘못된 운동은 부상이나 스트레스를 유발하여 성장에 방해될 수도 있습니다. 키 성장에 정말 도움이 되는 운동 관리는 크게 두 가지 목표를 가집니다. 첫째는 뼈의 길이 성장을 직접적으로 촉진하는 '성장판 자극'이고, 둘째는 성장한 키가 겉으로 온전히 드러나도록 돕는 '바른 자세 만들기'입니다.

우리 뼈 끝에는 키를 자라게 하는 '성장판'이라는 연골 조직이 있습니다. 이 성장판에 적절한 물리적 자극이 가해지면, 성장판 세포가 활발하게 분열하고 성장호르몬 분비도 촉진되어 뼈의 길이 성장에 직접적인 도움을 받을 수 있습니다. 성장판을 자극하는 운동을 하면 성장판을 깨우고 성장을 촉진할 수 있습니다. 연구에 따르면 성장판을 자극하려면 수직 방향의 자극을 주는 운동이 가장 효과적입니다. 줄넘기, 농구, 배구, 배드민턴, 제자리높이뛰기, 점프 스쿼트 등 위아래로 뛰는 동작이 포함된 운동이 좋습니다. 이외에도 달리기나 계단 오르기 역시 성장판 자극에 도움이 됩니다. 관절에 부담이 적은 수영은 물의 저항을 이용한 전신 운동 효과가 있고, 스트레칭은 근육을 이완시키면서 성장판 주변에 부드러운 자극을 줄 수 있습니다. 일주일에 3~5회 이상, 한 번에 30분~1시간 정도, 약간 숨이 차고 땀이 나는 강도로 꾸준히 하는 것이 좋습니다. 단, 아이가 너무 힘들어하거나 지치지 않도록 강도를 조절해주세요.

결론적으로, 성장판 자극이 목표라면 줄넘기, 농구, 트램펄린을

하면 좋고, 성장호르몬 분비와 숙면이 목표라면 농구, 수영, 달리기를 하는 게 효과적입니다. 자세를 교정하고 숨은 키를 찾으려면 수영, 스트레칭, 철봉 매달리기, 발레나 댄스가 도움이 됩니다. 한 가지 운동만 하기보다는 점프 운동과 전신 유산소 운동, 스트레칭을 조화롭게 병행할 때 키 성장 효과를 극대화할 수 있습니다.

둘째, 바른 자세를 통해 숨어 있는 키를 찾아주세요. 아무리 키가 커도 자세가 구부정하면 실제 키보다 훨씬 작아 보일 뿐 아니라, 성장판으로 가는 혈액 순환이나 신경 전달을 방해하여 성장에 부정적인 영향을 줄 수 있습니다. 바른 자세는 숨어 있는 키를 1~2cm에서 많게는 3~5cm까지 찾아주는 효과가 있습니다. 요즘 아이들은 스마트폰을 사용하고 앉아 있는 시간이 길어 거북목, 굽은 등과 어깨, 휜 다리, 척추측만증 등의 자세 문제가 흔하게 나타나므로 더욱 신경 써야 합니다.

목, 어깨, 등, 허리, 다리 등 전신 근육을 부드럽게 늘려주는 스트레칭은 자세를 바로잡아줍니다. 특히 잠자기 전 스트레칭은 숙면에도 도움을 줍니다. 허리를 지지하고 척추를 바로 세우는 코어 근육(복근, 등 근육 등)을 강화하는 운동, 플랭크, 브릿지 등을 하면 좋습니다. 거북목 교정, 굽은 어깨 펴기(벽에 기대 팔 올리기, 밴드 당기기) 등 아이의 문제점에 맞는 교정 운동을 꾸준히 실천하는 것이 좋습니다. 요가, 필라테스도 유연성 향상과 자세 교정, 근력 강화에 매우 효과적인 운동입니다. 하루 10~15분이라도 매일 꾸준히 하는 것이 중요합니다.

| 운동별 키 성장 기여도 분석 |

운동	성장판 자극	성장호르몬 분비	숙면 유도	자세 교정 및 혈액 순환	주요 특징
줄넘기	★★★★★	★★★★☆	★★★★☆	★★★☆☆	성장판 자극의 왕, 성장판을 가장 효과적으로 자극
농구	★★★★★	★★★★★	★★★★★	★★★★☆	종합 성장 운동으로 모든 성장 요소를 만족시키는 최고의 운동
수영	★★★☆☆	★★★★★	★★★★★	★★★★★	균형 발달에 가장 좋은 운동
트램펄린	★★★★★	★★★☆☆	★★★☆☆	★★★☆☆	즐겁게 스트레스 없이 성장판을 자극
달리기	★★★★☆	★★★★★	★★★★★	★★★★☆	심폐 기능과 호르몬을 촉진해 성장호르몬 분비와 깊은 수면을 유도
스트레칭	★★☆☆☆	★★☆☆☆	★★☆☆☆	★★★★★	숨은 키를 찾아줌
철봉 매달리기	★★★☆☆	★☆☆☆☆	★★☆☆☆	★★★★★	척추 스트레칭에 효과적
배드민턴	★★★★☆	★★★★☆	★★★★☆	★★★★☆	순발력과 전신 운동, 재미와 성장 효과
자전거 타기	★★★☆☆	★★★★☆	★★★★☆	★★★☆☆	하체 단련, 혈액 순환
발레, 댄스	★★★☆☆	★★★☆☆	★★★☆☆	★★★★★	자세 교정에 최적의 운동

'어떤 운동을 시켜야 우리 아이 키가 클까?' 하는 고민, 정말 많이 하실 겁니다. 하지만 정답은 의외로 간단한 곳에 있을 수 있습니다. 바로 '아이가 가장 즐거워하는 움직임'입니다. 물론 성장판을 효과적으로 자극하는 운동, 틀어진 자세를 바로잡는 운동을 꾸준히 하는 것은 중요합니다. 하지만 그보다 더 중요한 것은 아이가 운동 자체를 즐거운 놀이처럼 느끼고, 평생의 건강 습관으로 만들어가는 것입니다. 억지로 하는 숙제 같은 운동은 아이에게 스트레스만 줄 뿐입니다. 오늘 아이와 함께 "어떤 움직임이 가장 재미있을까?", "같이 해볼까?" 하고 이야기 나눠보세요. 아이의 얼굴에 웃음꽃이 피어나는 그 운동이 바로 우리 아이 '맞춤 성장 운동'이 될 수 있습니다. 즐거움 속에서 아이의 몸도 마음도, 그리고 키도 함께 쑥쑥 자라날 것입니다.

그렇다면 몇 살에 어떤 운동을 하는 것이 바람직할까요? "남자아이는 농구, 여자아이는 발레가 좋다면서요?" 키 성장에 좋다는 운동에 대한 속설은 정말 많습니다. 물론 농구처럼 점프 동작이 많은 운동이 성장판 자극에 효과적인 것은 사실입니다. 하지만 단순히 특정 운동 몇 가지만 반복하는 것은 아이에게 지루함을 유발하거나, 특정 부위만 과도하게 사용하여 부상 위험을 높일 수 있습니다.

또한, 모든 아이가 줄넘기나 농구를 좋아하는 것도 아닙니다. 가장 좋은 성장 운동은 우리 아이가 즐겁게 꾸준히 할 수 있는 운동입니다. 그러므로 아이의 연령별 발달 단계와 개인적인 상황, 그리고 흥미를 고려하여 운동 계획을 세우는 것이 중요합니다.

연령별로 적절한 운동을 살펴보면 만 3~6세 유아기의 아이들에게 세상은 놀이터입니다. 특정 운동 기술을 습득하기보다는 즐겁게 몸을 움직이는 경험을 통해 대근육 발달, 신체 조절 능력, 균형 감각 등 기본 운동 능력을 키우는 것이 중요합니다. 미끄럼틀 오르기, 그네 타기, 정글짐 매달리기, 시소 타기 등 모든 놀이가 성장을 자극합니다. 달리기, 술래잡기, 점프하기, 공 차고 던지기, 자전거나 킥보드 타기 등 온몸으로 탐색하면서 자유롭게 놀면 됩니다. 실내에서도 음악을 틀어놓고 춤을 추거나 간단한 체조나 요가 자세를 따라 해보세요. 물속에서 노는 물놀이도 그 자체로 전신 운동 효과가 있습니다.

만 7세부터 12세까지 초등학생 시기의 아이들은 성장판을 자극하는 활동을 꾸준히 하면서, 다양한 운동을 경험하며 자신이 좋아하고 잘 맞는 운동을 찾아야 합니다. 근력, 지구력, 유연성을 포함한 기초 체력을 기르고 바른 자세에 대한 인식을 심어주는 것도 필요합니다. 줄넘기, 농구, 배구, 배드민턴, 태권도, 트램펄린 등으로 성장판을 자극하고, 수영, 발레, 댄스, 요가, 스트레칭으로 유연성을 길러주세요. 축구, 달리기, 피구 등을 통해 지구력과 협동심을 길러주고, 인라인스케이트, 자전거 타기도 알맞습니다. 아이가 흥미를 보이는 운동을 중심으로, 여러 종류의 운동을 번갈아 경험하게 해주세요. 아직 경쟁보다는 재미와 성취감을 느낄 수 있는 활동이 좋습니다. 운동 전후 준비 운동과 정리 운동의 중요성을 알려주고, 안전장비 착용 등 안전 수칙을 지키도록 지도해주세요.

만 13세 이상 청소년기에는 학업 등으로 시간이 부족해지므로, 효율적이고 지속 가능한 운동 습관을 만드는 것이 중요합니다. 성장판 자극과 함께 근력 강화, 체력 향상, 바른 자세 유지, 스트레스 해소 등을 목표로 합니다. 남학생의 경우 성장판을 자극하는 농구, 배구, 점프 운동 등을 꾸준히 하며, 맨몸 운동(팔굽혀펴기, 턱걸이, 스쿼트 등)부터 시작하여 근력 강화 운동(웨이트 트레이닝)을 통해 점진적으로 근력을 단련해나갑니다. 달리기, 수영, 자전거, 축구 등 유산소 운동으로 체력을 단련하고 꾸준한 스트레칭과 코어 운동으로 자세를 관리하도록 지도해주세요.

여학생은 자세를 교정하고 유연성을 키우기 위해 요가, 필라테스, 스트레칭을 하면 좋습니다. 가벼운 조깅, 자전거, 수영, 방송 댄스, 에어로빅 등 유산소 운동으로 체력을 관리하고 가벼운 아령이나 밴드를 이용한 근력 운동을 해주세요. 배드민턴, 댄스 등 친구들과 함께 즐길 수 있는 활동을 해도 좋습니다. 시간 부족을 탓하기보다 쉬는 시간에 스트레칭을 하고 엘리베이터 대신 계단을 이용하는 등 틈새 운동을 활용하세요. 아이가 스스로 운동 계획을 세우고 실천하도록 격려하고 지지해줘야 합니다.

아이가 운동을 싫어한다면 강요는 금물입니다. 좋아하는 음악에 맞춰 춤추기, 가족과 함께 산책하기, 자전거 타기, 보드게임 형태의 신체 활동 등 아이가 놀이처럼 느낄 수 있는 활동부터 시작해보세요. 체중 관리가 필요한 아이라면 식단 조절과 함께, 유산소 운동의 비중을 늘려 꾸준히 하는 것이 효과적입니다.

* 아빠 의사의 마음 한마디 *

'키 크는 특별 운동'이라는 정답은 세상에 없습니다. 줄넘기와 농구도 훌륭한 운동이지만, 우리 아이가 축구를 좋아하며 운동장을 신나게 누빈다면 그것이 최고의 성장 운동이 될 수 있고, 음악에 맞춰 춤추는 것을 즐긴다면 그 또한 훌륭한 선택입니다. 가장 중요한 것은 성장판을 적절히 자극하고 바른 자세 유지에 도움이 되면서 아이가 진심으로 재미를 느끼고 스스로 하고 싶어 하는 활동을 찾아 꾸준히 이어 나가는 것입니다. 억지로 하는 운동 1시간보다, 아이가 땀 흘리며 환하게 웃는 30분이 우리 아이의 키 성장에는 훨씬 더 귀하고 효과적인 시간이 될 수 있습니다. 오늘 아이에게 물어보세요. "○○아, 어떤 운동이 가장 신나고 재미있니?" 그 대답 속에 우리 아이 맞춤 성장 운동의 힌트가 숨어 있을 것입니다.

키가 자라는 '꿀잠' 리듬 만들기

"원장님, 저희 아이는 학원 숙제하다 보면 밤 11시는 기본이에요.", "자기 전에 스마트폰 보는 걸 너무 좋아해서 뺏으면 난리가 나요." 아이들의 수면 시간과 습관에 대한 부모님들의 고민은 끝이 없습니다. 특히 학년이 올라갈수록 늘어나는 학업 부담과 스마트폰이라는 강력한 유혹 앞에서 '일찍 푹 재우기'는 매일 밤 벌어지는 힘겨운 전쟁처럼 느껴집니다.

많은 분이 잠을 단순히 쉬는 시간 정도로 생각하지만, 성장기 아이들에게 밤은 '키 크는 공장이 가장 활발하게 돌아가는 황금 시간대'입니다. 그 이유는 우리 몸의 성장 시스템과 직결된 놀라운 생리적 활동들이 바로 잠자는 동안, 특히 '깊은 잠' 속에서 일어나기 때문입니다. 앞서 여러 번 강조했듯이, 키 성장의 총사령관인 성장호르몬은 하루 분비량의 60~70%가 바로 밤, 특히 잠이 깊이 들었을 때 집중적으로 분비됩니다. 이 깊은 잠을 의학적으로는 '서파 수면'이라고 부르는데, 키 성장에 가장 중요한 성장호르몬은 바로 이 '서파 수면' 단계에서 가장 왕성하게 분비됩니다. 특히, 하루 성장호르몬 분비량의 대부분은 잠이 든 직후 1~2시간 사이, 즉 전체 수면의 초반 1/3에 집중적으로 나옵니다. 따라서 밤늦게 잠들거나 자기 직전까지 스마트폰을 보게 되면, 성장호르몬이 가장 왕성하게 쏟아져 나올 가장 중요한 기회, 바로 그 초반의 깊은 잠을 놓치게 되는 것입니다. 마치 밤새도록 키 크는 성장 엔진의 시동조차 제대로 걸지 못하는 것과 같습니다. 그렇기 때문에 규칙적인 생활 습관과 좋은 수면 환경을 통해 아이가 잠든 초반에 깊은 잠에 들 수 있도록 도와주는 것이 무엇보다 중요합니다.

우리 몸에는 24시간 주기로 돌아가는 '생체 시계(일주기 리듬)'가 있습니다. 밤이 되면 '수면 호르몬'인 멜라토닌이 분비되어 잠을 유도하고, 이 생체 시계는 성장호르몬뿐 아니라 몸 전체의 호르몬 균형을 조절합니다. 늦게 자거나 불규칙한 수면은 이 생체 시계를 교란시켜 멜라토닌 분비를 억제하고, 결과적으로 성장에 불리한 호르몬 환경을 만들 수 있습니다. 깊은 잠은 단순히 키 성장뿐 아니라, 낮 동안 지친 몸의 세포를 재생하고 피로에서 회복시키며, 뇌 기능을 최적화하여 학습 능력과 기억력을 높이고, 면역 체계를 강화하는 데도 필수적입니다. 이렇게 몸과 마음이 최상의 컨디션을 유지해야 성장 잠재력도 최대한 발휘될 수 있습니다.

그렇다면 어떻게 해야 우리 아이가 매일 밤 '질 좋은 잠'을 푹 잘 수 있을까요? '밤 10시 취침'이라는 강박에서 벗어나, 아이의 숙면을 위한 환경과 습관을 만드는 데 집중해보세요. 먼저, 숙면을 위해서는 잠잘 시간을 충분히 확보해야 합니다. 초등학생은 9~10시간, 청소년은 8~9시간을 취침해야 합니다. 아이가 아침에 일어나야 하는 시간을 기준으로, 필요한 수면 시간을 역으로 계산하여 '늦어도 이 시간에는 잠자리에 들기' 목표를 정하고 꾸준히 지키려 노력해보세요.

그리고 깊은 잠의 방해 요소를 확실히 제거해야 합니다. 잠들기 최소 1~2시간 전에는 스마트폰, TV, 태블릿, 컴퓨터 등 모든 화면 시청을 중단하는 것이 가장 중요합니다. 화면의 블루라이트는 뇌를 속여 멜라토닌 분비를 막는 주범이기 때문이지요. 침실은 '스크린 청정 구역'으로 선포하고, 스마트폰은 거실에서 충전하는 것이 좋습니다. 침실은 암막 커튼 등을 이용해 최대한 어둡게 만들어주세요. 잠잘 시간이 가까워지면 거실 형광등이나 방의 밝은 LED 등 대신, 잠자리 준비 시간에는 눈이 편안한 주황색 계열 전구 스탠드나 간접 조명만 켜두세요. 작은 불빛도 멜라토닌 분비를 방해할 수 있습니다.

성활 소음이 심하다면 백색소음기나 귀마개 등을 활용해 소음을 최소화해주세요. 방 온도는 약간 서늘하다고 느껴지는 18~22℃ 정도가 깊은 잠에 유리합니다. 잠자리 전 격렬한 운동, 신나는 게임, 무서운 영화 시청, 어려운 공부나 대화 등은 뇌를 각성시키므로 잠들기 1~2시간 전에는 피해주세요. 격렬한 운동은 몸을 흥분시키고 체온을 높여, 잠들 준비를 해야 할 몸을 오히려 '각성 모드'로 만듭니다. 잠들기 최소 3~4시간 전에는 카페인이 든 음료(콜라, 초콜릿, 에너지 드링크 등)나 과식, 기름진 야식은 피하는 것이 좋습니다. 만약 아이가 밤에 배고픔을 너무 힘들어한다면, 잠들기 최소 1시간 30분~2시간 전쯤 따뜻한 흰 우유 반 잔이나 소화가 잘되는 바나나 반 개 정도로 가볍게 속을 달래주는 것이 최선입니다.

매일 같은 시간에 자고 일어나는 습관은 생체 시계를 안정시키는 가장 효과적인 방법입니다. 주말에도 평소와 비슷한 패턴을 유지하는 것이 좋습니다. 아침에 일어나자마자 커튼을 활짝 열고 햇볕을 5~10분 정도 쬐는 것은 우리 몸의 생체 시계를 정확하게 맞춰주는 효과가 있어 밤 동안의 숙면을 위한 최고의 아침 습관입니다. 낮에 햇볕을 쬐며 신나게 뛰어놀거나 운동하면 밤에 더 깊이 잠들 수 있습니다.

　평소 마그네슘이 풍부한 견과류, 녹색 채소 등을 충분히 섭취하는 것이 숙면에 도움이 될 수 있습니다. 아이의 수면 문제가 심각하고 영양 불균형이 의심될 경우 마그네슘이나 테아닌 같은 보충제를 고려해볼 수도 있습니다. 만약 심한 코골이, 수면 무호흡증, 하지 불안 증후군*, 만성 불면증 등 수면 질환이 의심된다면 반드시 전문의의 진료를 받아야 합니다. 잠들기 30분~1시간 전, 따뜻한 물 샤워, 잔잔한 음악 듣기, 책 읽기, 가벼운 스트레칭 등 매일 반복하는 차분한 활동은 몸과 마음에 '잘 시간'이라는 신호를 보내줍니다. 함께 조용한 음악을 들으며 짧은 명상이나 복식 호흡을 해보는 것도 긴장을 풀고 숙면을 유도하는 좋은 방법입니다. 자기 전 따뜻한 물로 족욕을 하거나 수면 양말을 신어 발을 따뜻하게 해주면 혈액 순환을 도와 몸이 이완되고 잠드는 데 도움이 될 수 있습니다.

---

*　잠들기 전에 다리에 불편한 감각 증상이 심하게 나타나 다리를 움직이게 되면서 수면에 장애를 일으키는 질환.

잠자리는 하루의 스트레스를 내려놓는 평화로운 공간이 되어야 합니다. 잠자리에 누워 이런저런 걱정 때문에 잠 못 드는 아이라면, 자기 전 '걱정 노트'에 고민거리를 간단히 적어보게 하는 것도 마음을 진정시키는 데 도움이 될 수 있습니다. 잠들기 전, 아이와 눈을 맞추고 오늘 하루 어땠는지, 혹시 속상하거나 걱정되는 일은 없었는지 차분히 물어보고 공감해주세요. 아이의 감정을 충분히 표현하고 해소할 수 있도록 돕는 것만으로도 큰 위안이 됩니다.

아빠 의사의 마음 한마디

요즘 아이들은 정말 바쁘고 피곤합니다. 학원 숙제에 친구 관계에 스마트폰의 유혹까지 아이를 일찍 푹 재우는 일이 때로는 하루 중 가장 힘든 숙제처럼 느껴지는 경우도 많습니다. 하지만 아이에게 '질 좋은 잠'을 선물하는 것은, 단순히 피로를 푸는 것을 넘어 키 성장과 두뇌 발달, 면역력 강화, 정서 안정까지 아우르는, 아이의 건강한 삶 전체를 위한 가장 확실하고 강력한 투자입니다. 오늘 밤, 아이의 침실 환경부터 한번 점검해보시고 잠자리 습관을 위한 작은 노력 하나를 시작해보는 것은 어떨까요? 그 꾸준한 관심과 실천이 우리 아이의 '꿀잠'과 '쑥쑥 성장'을 가져다줄 것입니다.

자세만 바로잡아도 키가 달라져요

"우리 아이, 맨날 스마트폰만 보더니 목이 쭉 빠졌어요.", "공부할 때 보면 등이 잔뜩 굽어 있는데, 이러다 키 안 크는 거 아닐까요?" 성장기 자녀를 둔 부모님이라면 아이의 구부정한 자세 때문에 속상하거나 걱정했던 경험 한 번쯤 있으실 겁니다. 단순히 보기 안 좋다는 문제를 넘어, 잘못된 자세는 우리 아이의 키 성장에 직접적인 영향을 미칠 뿐 아니라 전반적인 건강까지 해칠 수 있는 숨은 복병입니다. 그렇다면 바른 자세는 키 성장에 왜 중요할까요?

먼저 바른 자세는 '숨은 키'를 찾아줍니다. 등이 굽고 목이 앞으로 빠진 자세는 척추 마디마디를 압박하여 실제 키보다 최소 1~2cm, 많게는 3~5cm까지도 작아 보이게 만듭니다. 반대로 허리를 펴고 어깨를 열어 바른 자세를 유지하면 척추가 쭉 펴지면서 즉각적으로 원래의 키를 되찾는 효과가 있습니다. 또한 바른 자세는 뼈와 성장판에 가해지는 압력을 고르게 분산시키고, 혈액 순환을 원활하게 하여 성장판으로 영양분과 성장호르몬이 잘 전달되도록 돕습니다. 뼈가 건강하게 자랄 수 있는 최적의 환경을 만들어주는 것이지요. 잘못된 자세는 목, 어깨, 허리 등에 불필요한 긴장과 통증을 유발합니다. 바른 자세는 이러한 통증을 예방하고, 편안한 상태에서 아이가 학습이나 다른 활동에 더 잘 집중할 수 있도록 돕습니다.

그런데도 스마트폰을 많이 사용하고 앉아서 생활하는 시간이 늘어나면서 아이들의 자세는 더 나빠지고 있습니다. 요즘 아이들에게 자주 나타나는 잘못된 자세 유형에는 어떤 것들이 있을까요?

첫째, 성인에게서도 흔히 볼 수 있는 거북목 증후군forward head posture으로, 고개를 앞으로 쭉 내미는 자세입니다. 이 자세는 목과 어깨 근육을 긴장시키고 통증, 두통을 유발합니다.

둘째, 굽은 어깨, 굽은 등으로 어깨가 안쪽으로 말리고 등이 동그랗게 굽은 자세입니다. 가슴 근육은 짧아지고 등 근육은 약해져 발생하며, 어깨와 등 통증과 폐활량 감소로 인한 호흡 곤란을 가져옵니다. 무거운 책가방을 드는 것도 이 자세의 원인 중 하나입니다.

셋째, 오리 엉덩이 자세anterior pelvic tilt는 배를 앞으로 내밀고 엉덩이가 뒤로 빠진 것처럼 허리가 과도하게 꺾인 자세입니다. 복부와 엉덩이 근육 약화, 오래 앉아 있는 습관 등이 원인이며, 허리 통증을 유발할 수 있습니다.

바른 자세를 갖기 위해 가장 중요한 것은 아이가 공부하거나 밥 먹을 때, 걸어 다닐 때, TV나 스마트폰을 볼 때 등 일상에서 스스로 바른 자세를 유지하려고 노력하는 것입니다. 먼저, 아이의 책상 앞 환경을 점검해주세요. 의자 높이, 책상 높이, 모니터 높이가 아이에게 맞는지 확인해야 합니다. 발바닥이 바닥에 편안히 닿고, 팔꿈치가 90도로 굽혀지고, 모니터 윗부분이 눈높이와 비슷하게 오도록 조절해주세요. 스마트폰을 사용하는 자세도 주의가 필요합니다. 고개를 숙이는 대신 스마트폰을 눈높이 근처로 들어 올려 화면을 보

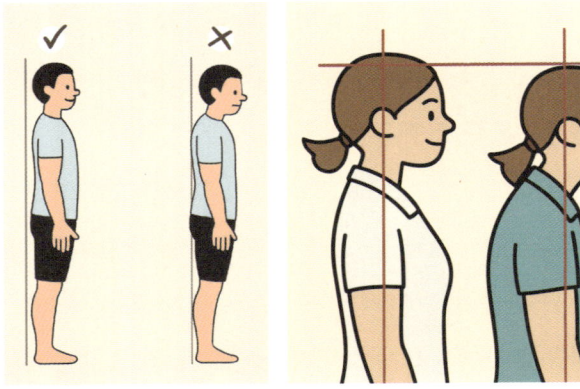

도록 지도해주세요. 사용 시간을 정해두는 것도 중요합니다.

　또한 너무 무거운 책가방은 어깨와 척추에 부담을 줍니다. 양쪽 어깨로 메는 가방을 사용하고, 가방 무게를 최대한 줄여주세요. 아이가 구부정한 자세를 하고 있을 때마다 허리를 펴라고 잔소리하기보다 부모님이 먼저 바른 자세를 보여주시고, 아이가 자세를 바르게 했을 때 "우와, 지금 자세 정말 멋지다!"라고 칭찬해주는 것이 훨씬 효과적입니다. 주기적으로 아이의 자세를 함께 거울로 확인해보는 것도 좋습니다. 잘못된 자세가 하루아침에 만들어지지 않듯, 교정 또한 매일 꾸준히 하는 것이 중요합니다. 거창한 운동보다는 하루 10~15분이라도 집에서 쉽게 따라 할 수 있는 동작을 습관처럼 실천해보세요.

굽은 어깨와 굽은 등 자세

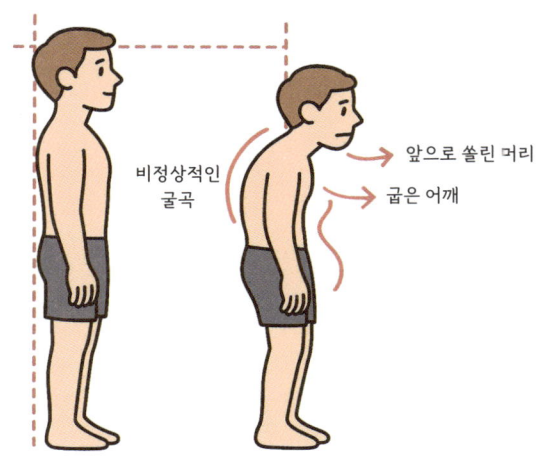

비정상적인
굴곡

앞으로 쏠린 머리

굽은 어깨

오리 엉덩이 자세

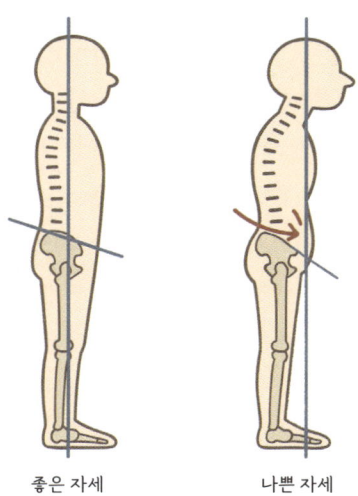

좋은 자세   나쁜 자세

바른 자세를 잡아주는 간단 운동

[운동 1] 거북목과 굽은 등 교정 운동

흉쇄유돌근 스트레칭

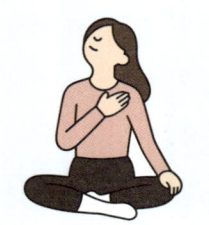

① 왼손으로 오른쪽 쇄골 아래를 잡아줍니다.
② 목을 왼쪽으로 돌린 후 턱을 대각선 위로 올려줍니다.
③ 자세를 유지한 채 10초 동안 스트레칭해줍니다. 이때 가슴을 활짝 열고 어깨와 등이 말리지 않도록 바른 자세로 앉아 스트레칭합니다.
④ 똑같은 방법으로 반대쪽도 스트레칭해줍니다.

프레첼 스트레칭

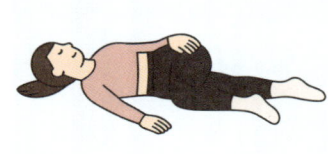

① 바닥에 엎드린 후 양손을 어깨 옆으로 직각으로 놔줍니다.
② 오른쪽 무릎을 90도로 굽혀준 후 상체를 살짝 올려 왼손으로 무릎을 잡아줍니다.
③ 오른손이 왼쪽으로 넘어갈 수 있도록 흉추를 회전시켜줍니다.
④ 이와 같은 방법으로 10초씩 스트레칭해줍니다.
⑤ 바른 자세로 양쪽을 번갈아 스트레칭합니다.

W 운동

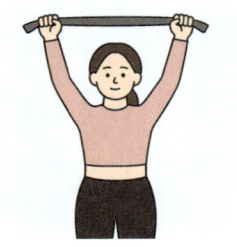

① 수건을 말아 양손으로 잡아준 뒤 머리 위로 뻗어줍니다.
② 팔꿈치를 굽혀 팔을 W 모양으로 만들어 그대로 내려줍니다. 팔을 내릴 때 목이 앞으로 밀리지 않도록 등을 곧게 펴 목을 고정시킨 후 운동합니다.
③ 이와 같은 방법으로 총 10회 운동해줍니다.

[운동 2] 골반 전반 경사 개선 운동

장요근 스트레칭

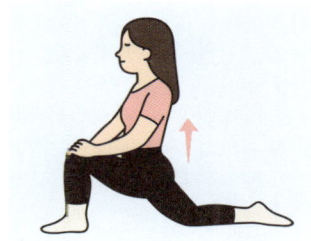

① 한쪽 무릎은 바닥에 대고 반대쪽 무릎은 90도로 굽혀 앉아줍니다.
② 무게 중심을 앞쪽으로 이동해 골반과 허벅지 앞쪽을 길게 늘여줍니다.
③ 배운 동작대로 10초 동안 자세를 유지합니다.
④ 똑같은 방법으로 반대쪽도 스트레칭해줍니다.

요방형근 스트레칭

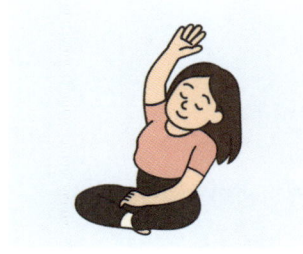

① 정좌로 앉아 한쪽 손으로 반대쪽 무릎을 잡다준 뒤 반대쪽 손은 귀 옆으로 올려줍니다.
② 깊게 호흡하며 반대쪽 무릎 방향으로 최대한 늘려줍니다. 이때 무릎이 바닥에서 떨어지지 않고 허리가 말리지 않도록 유의합니다.
③ 똑같은 방법으로 반대쪽도 스트레칭해줍니다.

복부 강화 운동

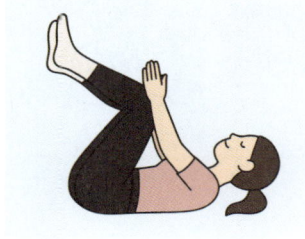

① 무릎을 세워 바닥에 세워준 후 골반을 말아 허리가 뜨지 않게 힘을 줍니다.
② 무릎을 90도로 들어 올려준 후 양손을 무릎 앞에 대줍니다.
③ 무릎과 양손을 서로 밀어줍니다.
④ 배운 동작대로 10초 동안 자세를 유지합니다.

[운동 3] 보수를 이용한 기립근 강화 운동

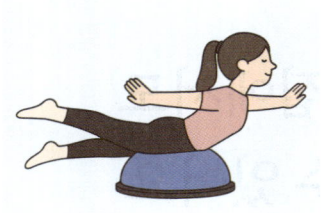

① 슈퍼맨 자세 : 보수에 배를 대고 엎드려서 팔과 다리를 쭉 펴줍니다.
② 하늘을 나는 자세 : 손을 뒤로 뻗고 몸통을 뒤로 펴서 상체를 들어올려 고정시켜줍니다.
③ 수영 자세 : 손을 앞으로 펴서 수영하듯 팔다리로 물장구를 칩니다.
④ 백조 자세 : 손으로 바닥을 짚고 상체를 일으켜줍니다.

* 아빠 의사의 마음 한마디 *

바른 자세는 단순히 보기 좋은 것을 넘어, 우리 아이의 성장판이 숨 쉬고 키가 쑥쑥 자랄 수 있는 최적의 환경을 만들어주는 건강 투자입니다. 매일 10분씩 꾸준히 하는 교정 운동과 함께, 일상생활 속 작은 습관 하나하나를 바꿔나가보세요. 처음에는 아이도 부모님도 어색하고 힘들 수 있습니다. 하지만 바른 자세는 우리 아이에게 '평생 건강'이라는 값진 선물이 될 것입니다.

아이의 마음 키부터 키우세요

"요즘 들어 아이가 부쩍 예민해지고 밥도 잘 안 먹으려고 해요. 혹시 학교에서 무슨 일 있나 걱정도 되고요.", "시험 기간만 되면 아이가 잠도 잘 못 자고 힘들어하는데 이러다 키까지 안 클까 봐 걱정이에요." 많은 부모님이 아이의 학업이나 친구 관계, 생활 태도 등에서 오는 스트레스가 혹시 키 성장에까지 영향을 미치지는 않을까 염려하십니다. 실제로 만성적인 스트레스는 우리 아이의 성장판에 보이지 않는 제동이 걸리는 중요한 요인입니다. 실제로 키 성장 문제로 찾아왔던 아이 중, 여러 검사에서는 특별한 이상이 없었는데 심리적인 어려움이 해결되면서 성장 속도가 다시 회복되는 경우를 적지 않게 봅니다. 이는 아이의 마음 건강이 몸 성장과 얼마나 밀접하게 연결되어 있는지 보여주는 중요한 증거입니다.

우리 몸은 스트레스를 받으면 '코르티솔'이라는 스트레스 호르몬을 분비합니다. 단기적인 스트레스는 큰 문제가 되지 않지만, 만성적인 스트레스 상황에서는 코르티솔이 계속 높은 상태로 유지됩니다. 이 코르티솔은 우리 몸의 에너지를 당장 생존에 필요한 곳에 집중하느라 근육을 긴장시키고, 심장 박동을 증가시킵니다. 그래서 키 성장과 같이 장기적인 프로젝트에 해당하는 성장호르몬의 분비를 억제하는 역할을 하게 되는 것이지요. 또한, 스트레스는 숙면을 방해하고 식욕 부진이나 과식을 유발하여 영양 불균형을 초래하는 등 간접적으로도 성장에 악영향을 미칩니다. 즉, 마음이 힘들면 몸도 제대로 자라기 어려워집니다.

안타깝게도 아이들은 어른처럼 자신이 스트레스를 받는다고 명확하게 표현하지 못하는 경우가 많습니다. 대신 다양한 신호로 자신의 어려움을 표현하곤 합니다. 갑자기 짜증이 늘거나 공격적인 행동을 보이거나 반항적인 태도, 틱 증상, 손톱 물어뜯기, 밤에 오줌 싸는 행동, 동생 괴롭히기, 평소 좋아하던 활동에 흥미 잃기, 혼자 있으려고 하거나 혹은 반대로 과도하게 매달리기 등의 행동을 보입니다. 원인 모를 두통, 복통, 어지럼증 호소, 잦은 피로감, 식욕 부진 혹은 폭식, 수면 문제(잠들기 어려움, 자주 깸, 악몽) 등의 신체 반응을 보여주기도 하지요. 이유 없이 슬퍼하거나 불안해하고 자신감 없는 모습을 보이고, 사소한 일에도 눈물을 흘리며 과도한 걱정을 보여주기도 합니다. 아이의 스트레스는 키 성장을 방해하는 보이지 않는 강적이므로, 아이의 마음을 먼저 읽어주고 스트레스를 건강하게 해소하도록 도와주어야 합니다.

[사례 1] 하루 10분, 대화의 힘

초등학교 4학년 민지는 부쩍 말이 줄고 표정이 어두워졌습니다. 워킹맘인 엄마는 늘 바빴고, 저녁이면 피곤해서 민지와 눈 맞출 시간도 부족했죠. "학교는 잘 다녀왔니?" 물어보는 게 대화의 전부였고, 그마저도 엄마는 스마트폰을 보며 건성으로 대화하기 일쑤였습니다. 그러다 문득, 아이의 눈빛에 담긴 외로움을 발견한 엄마는 딱 10분만이라도 모든 것을 내려놓고 민지와 마주 앉아보기로 했습니다. 처음엔 쭈뼛거리던 민지도 "엄마, 사실 오늘 학교에서…"라며 조심스럽게 이야기를 꺼냈습니다. 친구와의 다툼, 공부 스트레스, 민지의 고민은 다양했습니다. 엄마는 스마트폰 대신 민지의 눈을 보며 "그랬구나, 정말 속상했겠다", "민지가 많이 힘들었겠네" 하고 진심으로 귀 기울여주었습니다.

그날 이후, 자기 전 단 10분의 대화 시간은 민지에게 어떤 그민이든 털어놓을 수 있는 '비밀 아지트'가 되었고, 민지의 표정은 눈에 띄게 밝아졌습니다. 하루 단 10분, 아이와 눈을 맞추고 진심으로 귀 기울여주는 것만으로도 아이의 스트레스는 크게 줄어듭니다. 비난이나 평가 없이 감정을 공감해주는 것만으로도 아이는 큰 위로를 받고 마음의 문을 열게 될 것입니다.

[사례 2] 학원 대신 놀이터에서 뛰놀게 해주세요

초등학교 3학년 준서는 '월화수목금' 학원 일정으로 빽빽했습니다. 부모님은 아이의 미래를 위한 투자라 생각했지만, 준서는 늘 피곤하고 예민했으며 주말 아침이면 일어나기 힘들어했습니다. 상담 후, 부모님은 큰 결심을 하고 학원 하나를 줄였습니다. 대신 일주일에 두 번, 준서가 학원 갈 시간에 친구들과 아파트 놀이터에서 마음 껏 뛰어놀 수 있게 해주었죠. 처음에는 어색해하며 뭘 하고 놀아야 할지 모르겠다던 준서. 하지만 곧 친구들과 땀 흘리며 웃고 떠드는 사이, 예전의 활기를 되찾았습니다. 신기하게도 멍하니 쉬고 신나 게 논 이후, 오히려 다른 일에도 더 집중하는 모습을 보였습니다. 쉼 과 놀이가 준서에게는 최고의 '에너지 충전제'이자 '스트레스 해소 제'였던 거죠. 이렇듯 아이에게는 아무것도 하지 않을 시간, 의미 없 이 노는 시간이 꼭 필요합니다. 아이 일정에 숨 쉴 틈을 만들어주고, 충분한 휴식과 즐거운 놀이를 통해 스트레스를 해소하고 에너지를 재충전할 시간을 보장해주세요.

[사례 3] 아이만의 스트레스 해소법 찾기

초등학교 5학년 서연이는 예민하고 내성적인 아이였습니다. 특 히 시험 기간만 되면 극도로 긴장해서 밤잠을 설치고 배가 아프다 고 하는 일이 잦았죠. 부모님은 그런 서연이를 위해 거창한 해결책 대신, 서연이가 평소 좋아하는 그림 그리기에 주목했습니다. 시험 공부 중간중간이나 자기 전, 서연이가 좋아하는 캐릭터를 그리거나 아무 생각 없이 낙서할 수 있는 스케치북과 색연필을 항상 옆에 놓 아두었죠. 서연이는 그림을 그리면서 복잡했던 마음이 차분해지고 불안감이 줄어드는 것을 느꼈다고 합니다.

아이가 좋아하는 운동, 음악 감상, 만들기, 춤추기, 책 읽기 등 몰입할 수 있는 활동은 스트레스를 건강하게 해소하는 훌륭한 '비상 탈출구'가 될 수 있습니다. 자기 전 따뜻한 목욕이나 가벼운 스트레칭도 좋은 방법입니다. 아이가 스트레스를 받을 때, 그 감정을 건강하게 표현하고 해소할 수 있는 자신만의 방법을 찾도록 도와주세요. 부모님이 보기에 사소해 보이는 활동이라도 아이에게는 큰 위안과 힘이 될 수 있습니다.

[사례 4] 결과보다 노력을 칭찬하세요

초등학교 1학년 재민이는 달리기가 느려서 운동회 때마다 속상해했습니다. 엄마는 등수를 따지기보다, "꼴찌 해도 괜찮아. 끝까지 포기하지 않고 땀 흘리며 달린 재민이가 엄마 눈엔 최고로 멋졌어!"라고 구체적인 노력을 짚어 칭찬해주었습니다. 받아쓰기 점수가 낮았을 때도 "점수는 아쉽지만, 지난번보다 글씨도 또박또박해지고 어려운 단어도 포기 안 하고 쓰려고 노력했네? 정말 많이 발전했어"라며 과정에서의 성장을 격려했죠. 이런 칭찬 속에서 재민이는 결과에 대한 부담감을 덜고, 실수나 실패를 두려워하지 않으며 새로운 도전을 즐기는 아이로 자랐습니다.

아이의 성취 결과에만 집중하기보다 아이가 목표를 향해 노력하는 과정 자체와 그 속에서 보여주는 성실함, 용기, 끈기 등의 긍정적인 태도를 구체적으로 발견하고 칭찬해준다면 그 칭찬 한마디가 아이의 단단한 자존감의 밑거름이 될 것입니다.

[사례 5] 해결사가 아니라 조력자가 되세요

초등학교 6학년 다은이가 친구와의 오해로 울면서 집에 돌아왔을 때, 엄마는 당장 친구 엄마에게 전화하려던 마음을 잠시 접었습니다. 대신 다은이 옆에 앉아 "정말 속상했겠다. 무슨 일이 있었는지 엄마한테 다 이야기해봐"라며 아이의 마음을 충분히 들어주었죠. 그리고 "그래서 다은이는 어떻게 하고 싶어? 엄마가 뭘 도와주면 좋을까?"라고 물으며 아이 스스로 해결 방법을 찾아갈 수 있도록 이끌었습니다. 엄마와 함께 상황을 정리하고 여러 방법을 고민한 다은이는, 다음 날 용기를 내어 친구에게 먼저 다가가 대화를 시도했고, 다행히 오해를 풀 수 있었습니다.

아이가 어려움에 부딪혔을 때, 부모님이 모든 것을 해결해주려고 하기보다 아이의 이야기를 경청하고 공감해주며, 아이 스스로 문제를 해결할 수 있도록 방향을 제시하고 지지하는 조력자가 되어주세요. 이 과정을 통해 아이는 문제 해결 능력과 자립심을 키울 수 있습니다.

[사례 6] 전문가와 함께하는 지혜

중학교 1학년 시우는 언제부턴가 방문을 걸어 잠그고 게임에만 몰두했습니다. 가족과의 대화도 피하고 식사량도 줄었으며, 밤에는 잠을 못 이루는 날이 많아졌죠. 부모님은 사춘기 반항이라 생각하며 기다려봤지만, 아이의 표정은 점점 더 어두워졌습니다. 고민 끝에 학교 상담 선생님을 찾아갔고, 이후 시우는 소아청소년 정신건강의학과 진료도 병행하게 되었습니다. 전문가와의 상담을 통해 시우는 그동안 억눌러왔던 학업 스트레스와 친구 관계의 어려움을 털어놓고 자신의 감정을 다루는 법을 배우기 시작했습니다. 조금씩이었지만 시우는 다시 웃음을 찾았고, 가족과의 관계도 회복되었습니다.

아이의 스트레스나 심리적 어려움이 부모님의 노력만으로 해결되지 않거나, 그 정도가 심각하다고 판단될 때는 주저하지 말고 소아청소년 정신건강의학과 의사, 상담 전문가, 학교 상담 교사 등 전문가의 도움을 받으세요. 전문가의 도움은 결코 실패나 문제가 아니라, 아이와 가족 모두를 위한 현명하고 용기 있는 선택입니다.

✱ 아빠 의사의 마음 한마디 ✱

아이의 키는 좋은 영양분과 충분한 잠, 그리고 즐거운 운동만으로 자라는 것이 아닙니다. 아이의 마음 역시 키 성장에 결정적인 영향을 미치는 매우 중요한 자양분입니다. 눈에 보이지 않는 스트레스가 아이의 성장판에 제동을 걸 수 있다는 사실을 꼭 기억해주세요. 오늘부터 아이의 표정을 조금 더 살피고, 행동 너머의 마음에 귀 기울여주는 시간을 가져보세요. 부모라는 이름의 가장 편안하고 든든한 안전 기지가 되어줄 때, 아이는 스트레스라는 파도를 건강하게 헤쳐나가며 몸도 마음도 쑥쑥 자라날 것입니다. 아이의 마음 키가 자랄 때, 몸의 키도 함께 자랍니다.

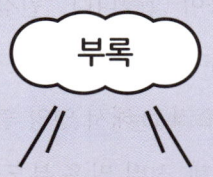

부록

자주 묻는
키 성장 질문 QnA

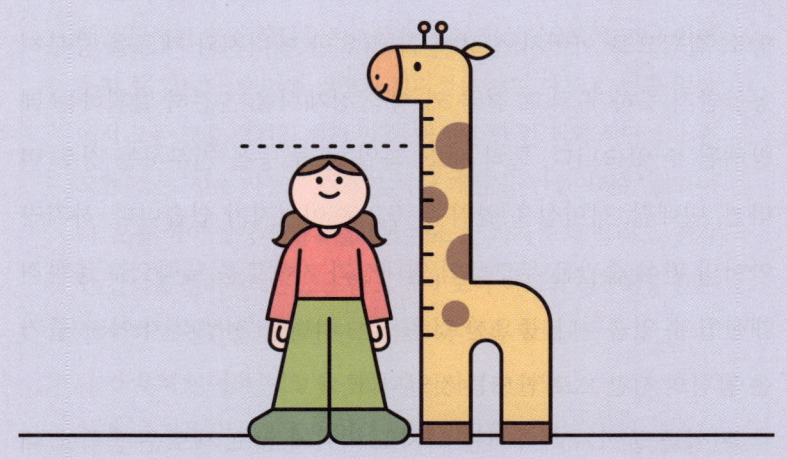

Q. "나중에 클 거예요"라는 말, 언제까지 믿고 기다려야 할까요?

A. "우리 아이는 아빠 닮아서 늦게 크려나 봐요.", "괜찮아, 때 되면 다 클 거야." 주변에서 이런 위로의 말을 듣거나, 스스로 이렇게 되뇌며 막연한 희망을 품는 부모님이 정말 많습니다. 실제로 사춘기가 또래보다 늦게 시작하고 성장 속도도 더디지만 결국 유전적으로 주어진 키만큼 충분히 자라는 '체질성 성장 지연', 즉 늦게 크는 아이들이 분명히 있습니다. 아마 부모님 중에도 학창 시절에는 키가 작았지만 나중에 훌쩍 큰 경험을 하신 분들이 계실 테고요. 하지만 "나중에 크겠지"라는 기대감에만 의지하는 것은 매우 위험한 일입니다. 제가 진료실에서 가장 안타까운 경우가 바로 이 나중에 클 거란 믿음으로 시간을 보내다가, 정작 치료나 관리가 필요한 중요한 시기, 즉 '골든 타임'을 놓치고 뒤늦게 병원을 찾는 경우입니다.

애석하게도 키가 작은 아이들 모두가 늦게 크는 아이는 아닙니다. 대한소아내분비학회의 통계에 따르면, 키가 작은 아이들 10명 중 약 3명(32%)은 성장호르몬 결핍증, 갑상선 기능 저하증, 터너 증후군 등 치료가 필요한 의학적인 원인을 지니고 있다고 합니다. 문제는 외견상으로는 우리 아이가 정말 체질적으로 늦게 크는 아이인지, 아니면 성장에 문제가 있는 아이인지 정확히 구분하기가 매우 어렵다는 점입니다. '괜찮겠지' 하며 기다리는 동안, 아이의 성장판은 소리 없이 닫혀갈 수 있고 숨어 있는 질병이 더 진행될 수도 있습니다.

그렇다면 언제 기다림을 멈추고 전문가를 찾아야 할까요? 다음과 같은 '성장 이상 신호red flags' 중 하나라도 해당한다면, 아이가 크기를 더는 기다리지 말고 반드시 가까운 시일 내에 소아청소년과 의사 또는 담당 의사와 상담하여 정확한 원인을 확인해봐야 합니다.

첫째, 만 3세 이후 1년 동안 키가 4cm 미만으로 자란다면 정상적인 연간 최소 성장 속도에 미치지 못한다는 강력한 신호입니다.

둘째, 같은 나이, 같은 성별 100명 중 키가 3번째 이내로 작다면(키 < 백분위수 3) 통계적으로 저신장 범위에 해당하며 병적인 원인이 있을 가능성을 확인해야 합니다.

셋째, 키 백분위수가 시간이 지남에 따라 지속적으로 떨어진다면 현재 키가 작지 않더라도 성장세가 꺾이고 있는 것이므로 문제가 있을 수 있다는 신호입니다.

넷째, 여아 만 13세, 남아 만 14세가 지나도 사춘기 징후(가슴 발달, 고환 크기 증가 등)가 전혀 나타나지 않는다면 호르몬 분비 이상 등 다른 원인을 강력히 시사합니다.

다섯째, 부모 키로 계산한 예상 키보다 실제 아이 키가 현저히 작다면(8cm 이상 차이) 유전적 잠재력만큼 크지 못하고 있다는 의미이며, 성장을 방해하는 다른 요인이 있을 수 있습니다.

아이의 성장 상태를 꾸준히 관찰하기 위해 우리 아이 성장 일지를 만드는 것을 권합니다. 최소 6개월에 한 번씩 아이의 키와 몸무게를 정확히 측정하여 기록하는 습관을 들이세요. 질병관리청 '성

* 아빠 의사의 마음 한마디 *

곧 클 것이란 희망 섞인 기다림. 그 마음이 얼마나 간절한지 저도 잘 압니다. 늦게 크는 아이도 분명히 있습니다. 하지만 혹시나 하는 요행이나 막연한 기대에 맡기기에는 되돌릴 수 없는 성장 시간이 너무 소중합니다. 그러므로 기다림이 정답이 아닐 수도 있다는 가능성을 항상 열어두는 것이 현명합니다. 가장 확실하고 안전한 방법은 아이의 성장을 꾸준히 기록하고 객관적으로 관찰하는 것입니다. 그리고 성장 이상 신호가 보인다면 '괜찮은지 한번 확인해보자!'는 적극적인 마음으로 성장 클리닉을 방문해보세요.

장 상태 측정 계산기'나 성장 도표 앱을 활용하여 백분위수 변화를 꾸준히 추적하는 것이 중요합니다. 또한 '현재 키-1년 전 키' 또는 '(현재 키-6개월 전 키)×2' 공식으로 계산하여 4cm 기준과 비교해 연간 성장 속도를 직접 계산해보세요. 아이의 전반적인 건강 상태와 사춘기 변화도 함께 관찰해 성장이 적절히 이루어지고 있는지를 검토해야 합니다.

Q. 예상 키는 얼마나 정확할까요?

A. "우리 아이, 나중에 얼마나 클까요?" 이 질문 속에는 아이 키에 대한 부모님의 설레는 기대와 걱정이 담겨 있습니다. 그래서 많은 부모님이 아이의 최종 키를 예측해보고 싶어 하고, 그 결과에 따라 안심해도 될지 혹은 더 적극적으로 관리해야 할지 고민하시죠. 시중에는 부모님 키로 간단히 계산해보는 방법부터 병원에서 시행하는 뼈나이 검사, 더 나아가 인공지능이나 유전자 분석을 활용한 최신 예측 기술까지 최종 키를 예측하는 다양한 방법들이 소개되고 있습니다. 사실 그 어떤 방법으로도 아이의 최종 성인 키를 100% 정확하게 맞출 수는 없습니다. 그러나 각 예측 결과들은 저마다 우리 아이의 성장 잠재력을 이해하고 앞으로의 성장 여정을 계획하는 데 매우 유용한 단서와 정보를 제공해줍니다. 그러니 각 방법의 특징과 한계를 이해하고, 그 결과를 절대적인 예언이 아닌 '참고 지도'로 현명하게 활용하세요.

우선 예상 키를 예측하는 세 가지 방법을 소개합니다. 첫째, 부모 키 공식(타너 공식 등)으로 쉽고 간편하게 유전적인 경향성을 가늠할 수 있습니다. 하지만 이는 아이의 실제 성장 환경이나 건강 상태, 사춘기 발달 등 수많은 변수를 전혀 반영하지 못하기 때문에 오차가 매우 클 수 있습니다(±8~10cm 이상). 따라서 "우리 아이는 유전적으로 이 정도 범위에서 클 수 있겠구나" 정도로만 가볍게 참고하시는 것이 좋습니다.

둘째, 뼈나이 검사는 성장 클리닉에서 가장 중요하게 활용하는 객관적인 평가 도구입니다. 단순히 키가 클지 작을지를 맞추는 것이 아니라, 아이 몸속 '성장 시계'가 얼마나 빨리 가고 있는지, 성장판이 얼마나 열려 있어 앞으로 자랄 시간이 얼마나 남았는지를 알려줍니다. 이를 통해 현재 성장 속도가 적절한지, 혹시 성조숙증이나 성장 지연은 없는지 등을 판단하고, 앞으로의 성장 가능성을 보다 현실적으로 예측하는 데 결정적인 도움을 받습니다. 물론 이 역시 담당 의사가 아이의 최근 성장 속도, 건강 상태, 사춘기 진행 단계 등을 종합적으로 고려하여 해석할 때 가장 의미 있는 정보가 됩니다.

셋째, 인공지능, 유전자 분석 등 최신 기술은 꾸준히 발전하고 있으며, 미래에는 더 정확한 예측 정보를 제공할 것으로 기대됩니다. 하지만 아직은 임상 현장에서 보편적으로 활용되기에는 데이터 축적이나 검증 등 추가적인 연구가 더 필요한 단계로, 현재는 보조적인 정보로 활용되고 있습니다.

예상 키는 '우리 아이가 지금처럼 성장했을 때 도달할 가능성이 높은 키의 범위'를 보여주는 지침이므로 그 숫자에 너무 일희일비하실 필요는 없습니다. 예상 키가 작게 나왔다고 해서 너무 실망하거나, 반대로 크게 나왔다고 해서 안심하고 관리에 소홀해서는 안 됩니다. 예측은 출발점일 뿐, 이 정보를 바탕으로 어떤 항해를 할 것인지가 더 중요합니다.

＊ 아빠 의사의 마음 한마디 ＊

우리 아이의 미래 키를 미리 알고 싶은 마음은 모든 부모님께 당연합니다. 그리고 예상 키는 우리에게 아이의 성장 가능성에 대한 중요한 정보를 제공하는 유용한 도구임이 분명합니다. 하지만 숫자에 너무 얽매이지는 마세요. 예상 키는 아이의 미래를 결정짓는 '운명'이 아니라, 우리 아이의 성장 관리를 위해 생활 습관 개선만으로 충분할지, 아니면 클리닉에서 적극적인 치료를 시작해야 할지를 판단하는 중요한 '기준점'이자 '지도'와 같습니다. 이 지도를 통해 현재 위치와 가야 할 방향을 확인했다면, 이제 '오늘' 아이에게 무엇을 해줄 수 있을지에 집중하는 것이 중요합니다. 부모님의 일상 속 노력이 바로 우리 아이의 키를 키우는 가장 확실하고 가치 있는 방법입니다.

아이가 잘 성장하고 있는지를 확인하려면 성장 과정을 관찰하는 게 중요합니다. 또한 최종 키는 유전적 요인 외에 영양, 수면, 운동, 스트레스 관리, 질병 유무 등 수많은 환경적 요인에 의해 영향을 받습니다. 즉, 부모님의 꾸준한 노력과 관리를 통해 아이는 자신이 가진 유전적 잠재력의 최상단을 향해 나아갈 수 있습니다. 예측된 키보다 관리를 통해 +3cm 혹은 그 이상 더 클 수 있도록 돕는 것이 우리의 역할인 셈이죠.

Q. 우리 아이, 또래보다 작은 걸까요?

A. "우리 아이가 유난히 작은 것 같아요.", "반에서 맨 앞자리인데 괜찮을까요?" 아이를 키우다 보면 자연스럽게 또래 친구들과 키를 비교하게 되고, 혹시 우리 아이만 뒤처지는 건 아닌지 걱정이 됩니다. 하지만 친구들과의 단순 비교는 객관적인 기준이 되기 어렵습니다. 아이마다 성장 속도가 다르고, 사춘기 시작 시점도 제각각이기 때문이죠. 지금 옆집 아이보다 우리 아이가 작다고 해서 문제가 있는 것이 아닙니다. 가장 중요하고 정확한 방법은 바로 표준 성장 도표를 활용하여 우리 아이의 성장 상태를 객관적으로 평가하는 것입니다. 표준 성장 도표는 수많은 건강한 아이들의 성장 데이터를 바탕으로 만들어진 과학적인 기준으로, 우리 아이가 현재 어느 정도 위치에 있는지, 그리고 자신의 성장 속도를 잘 유지하고 있는지를 알려주는 가장 믿을 수 있는 도구입니다.

그렇다면 성장 도표는 어떻게 읽고 활용하면 될까요? 성장 도표는 아이의 키나 몸무게가 같은 나이, 같은 성별의 아이들 100명 중 몇 번째 정도에 해당하는지를 백분위수로 보여줍니다. 성장 도표 백분위수는 질병관리청에서 제공하는 성장 상태 측정 계산기를 이용하시면 집에서도 쉽고 간편하게 우리 아이의 백분위수를 확인할 수 있습니다. 성장 도표를 볼 때 키 백분위수가 50이라면 딱 중간 크기, 75라면 100명 중 75번째로 큰 편(상위 25%), 10이라면 100명 중 10번째로 작은 편(하위 10%)이라는 의미입니다. 따라서 전체 키 순위에서 백분위수가 3 미만이라면 저신장으로 보고 정밀 검사가 필요할 수 있습니다. 또한 아이가 백분위수 5, 백분위수 10이더라도 꾸준히 자신의 백분위수를 유지하며 자라고 있다면 정상 성장일 가능성이 높습니다.

성장 도표에서 가장 주목해야 할 것은 바로 '성장 곡선의 추세'입니다. 6개월 또는 1년 간격으로 아이의 키와 몸무게를 측정하여 성장 도표 위에 점을 찍고, 그 점들을 선으로 이어보세요. 이것이 바로 우리 아이만의 성장 곡선입니다. 아이가 자신의 백분위수 라인을 따라 큰 이탈 없이 꾸준히 성장하고 있다면 건강하게 잘 자라고 있는 것입니다. 그러나 곡선이 아래로 처지는 경우라면, 예를 들어 백분위수 50선을 따라 자라던 아이가 백분위수 25, 백분위수 10선으로 계속 떨어지는 것은 성장 속도가 둔화되고 있다는 강력한 신호입니다. 만성 질환이나 갑상선 기능 저하증 등의 원인을 확인해야 합니다.

또한 성장 곡선이 갑자기 평행선을 그리는 경우, 성장이 거의 정체되었다는 의미이므로 역시 원인 확인이 필요합니다. 곡선이 지속적으로 백분위수 3 미만에 머문다면 저신장의 원인에 대한 평가가 필요합니다. 이럴 때는 기록한 성장 일지를 가지고 성장 클리닉을 방문하여 정확한 평가와 상담을 받아보시는 것이 좋습니다.

✱ 아빠 의사의 마음 한마디 ✱

옆집 아이나 친구들과 우리 아이 키를 비교하며 속상해하거나 불안해하지 마세요. 아이마다 피어나는 시기와 속도가 제각각 다르듯, 성장 속도 또한 저마다 고유한 리듬을 가지고 있습니다. 중요한 것은 남들과의 비교가 아니라, 우리 아이가 자신만의 성장 곡선을 따라 건강하게 잘 자라고 있는지 객관적으로 확인하고 응원해주는 것입니다. 성장 도표와 성장 곡선은 바로 그 객관적인 기준과 방향을 제시하는 가장 좋은 '성장 내비게이션'입니다.

오늘부터라도 아이의 키와 몸무게를 꾸준히 기록하고 성장 곡선을 그려보세요. 우리 아이만의 소중한 성장 스토리를 이해하고 응원하는 가장 확실한 방법이자, 혹시 모를 이상 신호를 발견하는 지혜로운 습관이 될 것입니다.

Q. 중학교 2학년인데 키가 더 클 수 있나요?

A. 아이가 중학교 2학년이면 키 성장 치료나 관리를 시작하기에 조금 늦은 것은 아닌지 걱정하실 수 있습니다. 왜 조금 늦었을 수 있다고 하는 걸까요? 평균적으로 여자아이들은 초경 전후로 성장 속도가 크게 둔화되고, 남자아이들도 중학교 2학년(만 14세 경)이면 사춘기 급성장이 한창이거나 정점을 지나고 있는 경우가 많기 때문입니다. 즉, 가장 폭발적으로 키가 클 수 있는 시기가 일부 지났을 가능성이 있다는 의미입니다.

하지만 아이마다 생체 시계는 제각각입니다. 중학교 2학년이지만 뼈나이는 12~13세인 경우도 흔해서, 뼈나이가 실제 나이보다 어리다면 성장판이 그만큼 더 열려 있고 키 클 시간이 더 남아 있다는 강력한 증거입니다. 또한 사춘기가 늦게 시작되었거나 천천히 진행중인 아이(체질성 성장 지연)라면 중학교 2학년은 오히려 본격적인 성장이 시작되는 시기일 수 있습니다. 특히 남자아이는 여자아이보다 성장판이 늦게까지 열려 있는 경우가 많아, 고등학교까지도 꾸준히 성장하는 경우가 꽤 있습니다. 혹시 우리 아이에게도 기회가 남아 있을지 궁금하다면 다음을 확인하고 실천해보세요.

먼저, 뼈나이 확인이 가장 중요합니다. 성장 클리닉에서 왼손 엑스레이 검사를 통해 정확한 뼈나이를 확인해보세요. 뼈나이를 통해 남은 성장 기간과 잠재력을 가장 객관적으로 평가할 수 있습니다. 그다음에는 지난 1년간 키가 얼마나 자랐는지 확인해보세요. 만약

4~5cm 이상 꾸준히 자랐다면 아직 성장판이 활발하다는 긍정적인 신호입니다. 뼈나이가 아직 어리고 성장 잠재력이 남아 있다면, 남은 시간 동안 최대한의 성장을 끌어내기 위해 노력해야 합니다. 이 시기에는 최소 8시간 이상 깊고 충분한 잠을 자는 것이 성장호르몬 분비를 극대화하는 최우선 과제입니다. 밤늦은 공부나 스마트폰 사용은 남은 성장 기회를 스스로 줄이는 것과 같습니다. 폭발적인 성장을 뒷받침할 질 좋은 영양소(단백질, 칼슘, 비타민D, 아연 등)를 충분히 섭취하고, 성장판 자극 운동과 스트레칭, 바른 자세 유지를 꾸준

＊아빠 의사의 마음 한마디 ＊

중학교 2학년, 키에 대한 관심도 많고 걱정도 깊어지는 시기입니다. '이제 거의 다 컸다'라는 주변의 말이나 생각에 너무 쉽게 좌절하지 마세요. 아직 우리 아이에게는 소중한 성장의 시간이 남아 있을 가능성이 충분합니다. 정확한 검사를 통해 자신의 상태를 객관적으로 아는 것이 가장 중요합니다. 그리고 그 결과를 바탕으로, 설령 남은 시간이 길지 않더라도 지금 내가 할 수 있는 최선을 다하는 긍정적인 자세가 필요합니다. 오늘의 노력이 최종 키 1cm를 바꾸고, 평생 건강의 든든한 밑거름이 될 것입니다.

히 실천해야 합니다. 만약 뼈나이가 어리고 성장 잠재력이 충분히 남아 있는데도 키가 매우 작거나, 특정 질환(늦게 진단된 성장호르몬 결핍증 등)이 있거나, 혹은 성장을 향한 특별한 목표가 있다면 전문의와 상의하여 치료를 통해 남은 기간의 성장을 극대화하는 방안을 고려해보세요.

Q. 우리 아이가 성조숙증은 아닐까요?

A. 마냥 아이 같은 우리 아이에게서 사춘기 비슷한 모습이 보일 때, 부모님들은 '혹시 벌써?' 하는 생각에 깜짝 놀라시곤 합니다. 요즘 사춘기가 빨라졌다는 이야기도 많이 들리다 보니 더 놀라고 걱정하시는 것도 너무나 당연합니다. 하지만 너무 염려하기 전에 어떤 변화가 정상적인 사춘기의 시작을 알리는 신호이고, 언제부터 나타나는 것이 일반적인지 차분히 알아두는 것이 중요합니다. 그래야 불필요한 불안감을 덜고, 전문가의 도움이 필요한 상황인지 현명하게 판단할 수 있습니다.

사춘기의 시작은 성별에 따라 다른 신호로 나타납니다. 딸이라면 가슴을 먼저 살펴봐야 합니다. 여자아이 사춘기의 가장 대표적이고 흔한 첫 신호는 가슴 멍울(유방 몽우리)이 생기는 것입니다. 아이가 "가슴이 아프다" 혹은 "스치기만 해도 아프다"라고 말하거나, 유두 아래쪽을 살짝 만져보면 작고 동그란 멍울이 느껴질 수 있습니다. 보통 만 8~13세에 이런 변화가 나타나면 정상적인 사춘기의 시작으로 봅니다(우리나라 평균 만 10세 전후). 가슴에 멍울이 생기고 비슷한 시기에 음모, 겨드랑이 털, 여드름, 체취 변화 등이 나타날 수 있습니다. 초경은 사춘기가 상당히 진행된 후(가슴에 멍울이 잡힌 후로 1.5~2년 뒤)에 나타나는 결과이지, 시작 신호가 아니라는 점을 꼭 기억해주세요.

아들이라면 고환 크기 변화에 관심을 가져야 합니다. 남자아이 사춘기의 가장 처음이자 중요한 신호는 '고환(알) 크기가 커지는 것'입니다. 고환은 사춘기 전에는 강낭콩 혹은 작은 올리브 크기(길이 2cm 미만 또는 용적 1~2ml)였다가 작은 포도알 정도 크기(길이 2.5cm 또는 용적 4ml 이상)로 커지기 시작합니다. 사실 외관상으로 알아채기 쉽지 않으므로, 목욕할 때 자연스럽게 살펴보시거나 정기 검진 시 의사에게 확인을 요청하는 것이 좋습니다. 보통 만 9~14세에 고환이 커지면서 사춘기에 들어섭니다(우리나라 평균 만 11세 전후). 음경 발달, 음모, 여드름, 변성기, 키 급성장 등 다른 변화들은 보통 고환이 커진 이후에 순차적으로 나타납니다.

성조숙증을 판단하는 데 중요한 것은 바로 '시작 연령'입니다. 앞서 설명한 사춘기의 첫 신호들이 여자아이 기준 만 8세 생일 이전, 남자아이 기준 만 9세 생일 이전 나타난다면 이는 조금 빠른 것이 아니라 의학적으로 성조숙증일 가능성을 시사하며 전문가의 평가가 꼭 필요합니다. 성조숙증의 가장 큰 문제는 성조숙증으로 인해 최종 성인 키가 크게는 5cm 이상까지도 작아질 수 있다는 점입니다. 성호르몬이 너무 일찍 나오면 성장판이 빨리 닫혀 키가 클 수 있는 전체 시간이 줄어듭니다. 또한 또래와 다른 신체 변화로 아이가 스트레스를 받거나 위축될 수 있습니다. 드물지만, 특히 남자아이거나 아주 어린 여자아이의 경우 뇌나 다른 기관의 질병이 성조숙증의 원인일 수 있어 반드시 확인이 필요합니다. 성조숙증 여부를 확인하는 것은 불필요한 걱정을 만들기 위해서가 아니라 아이의 성장이 건강하게 제 속도에 맞춰 진행되고 있는지 혹시 모를 다른 문

✱ 아빠 의사의 마음 한마디 ✱

아이의 몸에서 일어나는 2차 성징 징후를 살피는 것이 조금 조심스럽거나 어색하게 느껴지실 수 있습니다. '내가 너무 유난인가?' 하는 생각도 드실 수 있고요. 하지만 이 시기 아이들의 몸 변화에 관심을 두는 것은 아이의 건강한 성장 과정을 지켜보는 부모님의 따뜻한 관심 표현입니다. 아이의 사춘기가 혹시 너무 빠르다고 생각되면, 주저하거나 혼자 걱정하지 말고 전문가를 찾아 정확한 상태를 확인해보세요. 그것이 바로 우리 아이의 소중한 성장 시간을 지켜주고, 불필요한 걱정 대신 평안한 마음으로 아이의 성장을 응원하는 현명한 방법입니다.

제는 없는지 확인하고, 가장 중요하게는 아이가 충분히 키 클 시간을 확보하도록 도와주는 책임감 있는 건강 점검 과정입니다.

Q. 성장호르몬 치료 기간과 비용은 어느 정도일까요?

A. "원장님, 성장호르몬 치료 기간은 얼마나 걸리고, 비용은 어느 정도 들까요?" 치료를 결심하신 부모님들께서 가장 궁금해하고, 또 현실적으로 가장 걱정하는 부분이 바로 치료 기간과 비용일 겁니다. 제가 진료실에서 항상 드리는 말씀은 "아이의 상태에 따라, 그리고 우리가 어떤 목표를 가지고 함께 나아가느냐에 따라 크게 달라집니다"입니다. 기간과 비용을 단정적으로 말씀드리기는 어렵지만, 어떤 요인들이 영향을 미치는지 자세히 설명해 드릴게요.

가장 먼저, 그리고 가장 큰 영향을 미치는 것은 건강보험 적용 여부입니다. 성장호르몬 결핍증과 같이 특정 기준에 해당하면 보험 혜택을 받아 비용 부담을 크게 덜 수 있지만, 그렇지 않으면 전액 본인 부담인 경우가 많습니다.

둘째로, 아이의 상태와 치료 반응에 따라 치료 계획이 달라집니다. 아이의 키가 작은 원인이 무엇인지, 현재 성장 속도는 어떤지 등을 종합적으로 고려하여 아이에게 맞는 최적의 치료 계획을 세웁니다. 특히 성장호르몬의 투여 용량은 아이의 몸무게에 따라 결정되므로, 아이가 자라면서 용량도 함께 조절됩니다. 또한 사춘기가 너무 빨리 시작되는 성조숙증이 동반되면, 사춘기 진행을 늦추는 치료를 함께 해야 더 좋은 효과를 볼 수 있습니다. 이 경우 성장호르몬 치료와 함께 성조숙증 억제 주사 등 추가 치료가 필요해져 치료 계획과 비용이 달라질 수 있습니다.

마지막으로 의료기관에서 어떤 부분까지 관리해 주는지에 따라

✳ 아빠 의사의 마음 한마디 ✳

진료실에서 부모님들과 치료 계획에 관해 이야기하다 보면, 적지 않은 비용에 부담을 느끼시는 분들이 많습니다. 때로는 치료가 꼭 필요한데 현실적인 비용 문제로 치료를 망설이거나 포기하는 경우를 보면, 의사로서 또 한 아이의 아빠로서 가장 안타깝고 가슴 아픕니다. 그래서 저는 아이 키가 걱정되신다면 망설이지 말고 조금 더 일찍 성장 클리닉을 방문하시라고 말씀드립니다. 어릴수록 호르몬 치료보다는 생활 습관 관리만으로도 키를 키울 수 있는 부분이 훨씬 더 많기 때문입니다. 균형 잡힌 식단, 충분한 수면, 올바른 운동 습관을 통해 아이의 성장 잠재력을 최대한 이끌어 내는 것이 가장 좋은 방법이며, 비용적인 부담도 훨씬 덜 수 있는 선택입니다. 우리 아이의 건강한 성장을 위한 부모님의 첫걸음이 아이의 미래를 바꿀 수 있습니다.

서도 치료 기간과 비용이 달라질 수 있습니다. 단순히 키 성장 주사만 처방하는 곳이 있는 반면, 저희 클리닉처럼 성장에 영향을 줄 수 있는 동반 질환(아토피, 장 문제 등) 관리, 영양 상태에 맞는 보충제 처방, 자세 교정을 위한 운동 지도, 생활 습관 관리 등 아이의 건강 전반을 포괄적으로 관리하는 곳도 있습니다. 물론 이렇게 종합적인 관리가 이루어질수록 추가적인 비용이 발생할 수는 있지만, 장기적으로는 아이의 건강한 성장에 더 큰 도움이 될 수 있습니다.

Q. 성장호르몬 주사, 부작용은 없나요?

A. 현재 성장 클리닉에서 사용되는 유전자 재조합 방식의 성장호르몬 주사는 지난 수십 년간 전 세계적으로 사용되며 그 안전성이 상당히 확인된, 비교적 안전한 치료법입니다. 물론 어떤 약이든 부작용 가능성이 100% 없다고는 할 수 없습니다. 하지만 부모님께서 인터넷 등에서 접하고 막연히 걱정하시는 크로이츠펠트-야콥병 Creutzfeldt-Jakob disease, CJD* 같은 심각한 부작용들은 대부분 1980년대 이전에 사람의 뇌하수체에서 추출한 호르몬을 사용했을 때 제기되었던 것입니다. 성장호르몬 주사 부작용은 현재로서는 발생 빈도가 매우 낮고 충분히 예측과 관리를 할 수 있는 수준이며, 유전자 재조합 방식 성장호르몬으로는 크로이츠펠트-야콥병 같은 질병의 감염

---

* 뇌에 구멍이 뚫려 뇌 기능을 잃게 되는 질환.

위험은 전혀 없습니다.

한편 성장호르몬 부작용으로 암 발생을 걱정하는 분도 많습니다. 성장호르몬이 세포 성장을 촉진한다는 점 때문에 이론적으로 걱정할 수는 있습니다. 하지만 다행히 수십 년간 축적된 대규모 연구 결과들을 보면, 성장호르몬 치료 자체가 건강한 아이들에게서 새로운 암 발생 위험을 특별히 높인다는 명확한 증거는 발견되지 않았습니다. 다만, 만약의 사태를 대비하여 치료 전 아이의 과거 병력(특히 암 치료력)과 가족력을 꼼꼼히 확인하고, 치료 중에도 정기 검진을 통해 전반적인 건강 상태를 주의 깊게 살핍니다.

둘째, 당뇨병 발생을 걱정하기도 합니다. 그러나 성장호르몬이 혈당 조절에 영향을 줄 수는 있지만, 대부분의 경우에는 치료 때문에 없던 당뇨병이 새로 생길 위험은 매우 낮습니다. 치료 중 일시적인 혈당 변화가 관찰되더라도 치료를 중단하면 정상으로 회복되는 경우가 대부분입니다. 하지만 비만하거나 당뇨병 가족력 등 고위험군 아이들의 경우에는 정기적인 혈당 검사를 통해 더욱 세심하게 관리합니다.

셋째, 성장호르몬 치료가 새롭게 척추측만증을 유발하지는 않습니다. 다만, 원래 측만증이 있던 아이는 키가 빨리 크면서 그 정도가 약간 더 심해질 수 있으므로, 치료 전후로 정기적으로 자세를 관찰하고 필요하다면 엑스레이 검사로 확인해야 합니다.

드물지만 주의해야 할 증상인 대퇴골두 골단 분리증은 엉덩이 관절 성장판 문제로 매우 드물지만, 빠른 성장과 관련이 있을 수 있습니다. 아이가 이유 없이 다리를 절거나 엉덩이 혹은 무릎 통증을 호소하면 즉시 알려주셔야 합니다. 양성 두개 내 고혈압은 심한 두통, 구토, 시력 변화 등이 나타나지만, 역시 매우 드물게 나타납니다. 이런 증상 발생 시 즉시 진료가 필요하며 대부분 용량 조절 등으로 쉽게 호전됩니다. 이러한 심각한 부작용은 극히 드물지만, 부모님께서 경고 증상을 미리 알아두시고 이상 징후가 있다면 바로 의료진에게 알리는 것이 안전한 관리에 중요합니다.

실제로 치료 중 경험할 가능성이 있는 불편함은 대부분 경미하고 일시적이며 충분히 관리할 수 있습니다. 이를테면, 치료 시작 초기에 몸이 약간 붓거나, 관절 또는 근육이 뻐근하다고 느낄 수 있습니다. 이는 성장호르몬이 몸에 작용하면서 나타나는 현상으로, 대부분 시간이 지나면서 저절로 좋아지거나 주사 용량을 조절하면 괜찮아집니다. 이 외에도 주사 맞은 자리가 잠깐 아프거나, 빨갛게 되거나, 붓거나 멍들거나 가려울 수 있습니다. 매우 흔하게 나타나는 반응이므로 매일 주사 부위를 조금씩 옮겨가며 맞고, 주사 후 잠시 냉찜질을 해주면 불편함을 줄일 수 있습니다.

성장호르몬 치료는 다음의 원칙을 지킬 때 안전합니다. 먼저, 치료가 정말 필요한 아이인지 다양한 검사를 통해 정확하게 진단해야 합니다. 이후 전문가가 아이의 상태에 맞춰 최적의 용량과 치료 계획을 세웁니다. 치료 중 3~6개월 간격의 정기적인 방문을 통해 키와 체중 변화, 혈액 검사(IGF-1, 혈당, 갑상선 기능 등), 뼈나이 변화, 부작용 발생 여부 등을 꼼꼼하게 확인하고 관리합니다. 이것이 안전을 담보하는 가장 중요한 과정입니다. 치료 과정에서 아이에게 나타나는 작은 변화라도 편안하게 의료진에게 알리고 함께 상의해야 꾸준히 안전하게 치료해갈 수 있습니다.

＊ 아빠 의사의 마음 한마디 ＊

성장호르몬 치료의 '부작용'이라는 단어 때문에 치료를 망설이거나 불안해하시는 마음, 충분히 이해합니다. 하지만 지난 수십 년간 쌓인 임상 경험과 데이터를 통해, 그리고 현재의 체계적인 관리 시스템에서 성장호르몬 치료는 꼭 필요한 아이들에게 올바르게 사용될 때 매우 안전하고 효과적인 치료법임을 말씀드리고 싶습니다. 물론 100% 완벽한 치료는 없기에 항상 아이의 안전을 최우선으로 생각하며 정기적인 검진과 부모님과의 긴밀한 소통을 통해 만일의 문제까지 대비하고 있습니다.

Q. 성장 클리닉은 언제 방문해야 할까요?

A. 저의 오랜 진료 경험상 성장 문제에 관해서만큼은 조금 이른 것이 나중에 후회하는 것보다 훨씬 낫습니다. 물론 영유아기, 즉 너무 어린 나이에는 성장 패턴이 불규칙하고 예측이 어려워 판단이 어려울 수도 있습니다. 하지만 반대로 너무 늦게, 예를 들어 사춘기 후반에 성장판이 거의 닫힌 상태에서 클리닉을 방문하면 설령 치료가 필요한 상태였더라도 키를 키울 수 있는 적기를 놓칠 수 있습니다. 그렇다면 언제가 적기일까요? 아이의 상태와 방문 목적에 따라 다음과 같은 '성장 이상 신호'가 나타난다면, 아이의 나이가 어리더라도 기다리지 말고 가능한 한 빨리 성장 클리닉을 방문하여 정확한 원인을 꼭 확인하세요. 이는 단순히 키 문제를 넘어 아이의 전반적인 건강 상태를 점검하는 중요한 과정입니다.

성장 이상 신호

- 만 3세 이후 1년에 키가 4cm 미만으로 자랄 때
- 같은 나이, 성별 대비 키가 백분위수 3 미만일 때
- 성장 곡선 백분위수가 지속적으로 떨어질 때
- 여아 만 8세 이전, 남아 만 9세 이전에 사춘기 징후가 너무 빨리 나타날 때
- 여아 만 13세, 남아 만 14세 이후에 사춘기 징후가 너무 늦게 나타날 때

- 심각한 저체중 또는 비만일 때
- 성장에 영향을 주는 만성 질환이 있거나 의심될 때

현재 아이 성장에 큰 문제가 없어 보이더라도, 성장 과정을 전문가와 함께 점검하고 싶다면 만 4~5세 이후에 첫 검진을 받아보는 것이 좋습니다. 이 시기는 영유아기를 지나 성장 속도가 비교적 안정됩니다. 이때 한번 방문하셔서 아이의 성장 상태가 정상 범위인지 성장 곡선을 제대로 따라가고 있는지 전문가의 평가를 받고, 앞으로의 성장 관리 방향에 대한 조언을 얻는 것이 좋습니다.

또한, 필요한 경우에는 기본적인 뼈나이 검사 등을 통해 아이의 생물학적 성장 속도를 미리 가늠해보는 것도 의미 있습니다. 이후에는 사춘기 시작 무렵인 여아 만 9~10세, 남아 만 11~12세 경이 매우 중요한 점검 시기입니다. 이때 방문하시면 사춘기가 정상적으로 시작되고 있는지, 성조숙증 위험은 없는지, 현재 뼈나이는 어떤지, 최종 예상 키는 어느 정도인지 등을 종합적으로 평가하고, 필요하다면 사춘기 급성장을 최대한 활용하는 맞춤 전략을 세울 수 있습니다. 만약 이전 검진을 놓쳤다면 이 시기에는 꼭 한번 성장 평가를 받아보시기를 권장합니다. 만약 성장호르몬 결핍증, 터너 증후군, 부당경량아 등 성장호르몬 치료가 필요한 상태로 진단되었다면, 치료 시작 시기는 가능한 한 이를수록 좋습니다. 성장판이 충분히 열려있을 때 치료를 시작해야 키 성장 효과를 극대화할 수 있기 때문입니다.

성장 클리닉 방문을 너무 어렵거나 부담스럽게 생각하지 마세요. 우리가 정기적으로 건강검진을 받듯이 아이의 성장 과정 역시 중요한 시기마다 전문가의 점검을 통해 아이가 잘 크고 있는지 확인하고 "아, 이런 부분은 좀 더 신경 써줘야겠구나" 하고 방향을 잡는 과정이라고 생각해주시면 좋겠습니다. 막연한 걱정이나 '카더라 정보'에 기대는 것보다 전문가와 함께 우리 아이의 현 상태를 정확히 파악하고 미래를 위한 계획을 세우는 것이 훨씬 현명한 길입니다.

Q. 우유가 키 성장에 좋지 않다는 게 정말인가요?

A. "키 크려면 우유는 꼭 먹어야 한다고 하던데…", "요즘엔 우유가 오히려 성장에 안 좋다는 말도 있던데요." 우유와 키 성장의 관계에 대해 상반된 정보들이 많아 혼란스러울 수 있습니다. 특히 아이가 우유만 마시면 배 아파하거나 설사를 할 때, 키가 안 클까 봐 걱정되면서도 억지로 먹여야 하나 고민도 되죠. 우유는 칼슘, 단백질, 비타민D 등 키 성장에 중요한 영양소가 풍부하게 함유된 좋은 영양 공급원 중 하나입니다. 과거에는 우유 섭취가 성장인자(IGF-1 등)를 자극하여 키 성장에 도움이 된다는 연구들도 있었지만 '우유=키'라

는 공식이 절대적인 것은 아닙니다. 최근 연구들은 아이의 전반적인 식단의 질, 유전적 요인, 생활 습관 등 다른 요인들을 함께 고려했을 때, 우유 섭취 하나만으로 키 성장이 결정되지는 않는다는 것을 보여줍니다. 즉, 우유는 성장에 도움이 될 수 있는 여러 식품 중하나일 뿐, 키를 키우는 마법의 묘약은 아닙니다. 미국소아과학회등에서는 돌 이후 아이에게 하루 약 2컵(400~ 500ml) 정도의 우유 섭취를 권장합니다. 그 이상 너무 많이 마시면 오히려 철분 흡수를 방해하여 빈혈을 유발하거나 배가 불러 다른 중요한 음식(밥, 반찬 등)을 충분히 먹지 못하게 되어 영양 불균형을 초래할 수도 있습니다.

우유 섭취 후 복통, 설사, 배에 가스 차는 증상 등 불편함을 호소하는 아이들이 생각보다 많습니다. 이는 우유 속 유당(락토스)을 분해하는 효소(락타아제)가 부족해서 생기는 '유당불내증' 때문인 경우가대부분입니다. 유전적으로 동아시아인에게 매우 흔하게 나타나는증상이죠. 그러나 유당불내증이 있어 우유를 잘 마시지 못한다고 해서 키가 크지 못하는 것은 아닙니다. 유당불내증은 우유 소화에 불편함을 겪는 것이지, 아이의 성장 능력과는 관련이 없습니다. 우유를통해 얻을 수 있는 좋은 영양소를 다른 식품으로 충분히 대체해주기만 한다면 아이는 건강하게 잘 자랄 수 있습니다. 아이가 우유를 소화하기 힘들어한다면, 억지로 먹이며 아이를 힘들게 할 필요는 없습니다. 다음과 같은 똑똑한 대안들을 활용해보세요.

일단 유당을 제거한 유제품을 활용해보세요. 시중에 판매되는 유당 분해(락토프리) 우유는 일반 우유와 영양 성분은 거의 동일하면서 유당만 제거하여 속 편하게 마실 수 있습니다. 요구르트와 치즈는 발효 과정에서 유당이 상당 부분 분해되기 때문에, 일반 우유보다 소화가 잘되는 경우가 많습니다. 특히 유산균이 풍부한 플레인 요구르트는 장 건강에도 도움이 됩니다. 두유는 콩으로 만들어 단백질 함량이 비교적 높습니다. 아이에게 콩 알레르기가 없고 칼슘과 비타민D가 강화된 제품을 선택한다면 우유의 탁월한 대체재가 될 수 있습니다. 아몬드 우유, 귀리 우유 등 기타 식물성 음료는 맛과 종류가

* 아빠 의사의 마음 한마디 *

우유는 우리 아이 성장에 도움을 줄 수 있는 좋은 식품 중 하나이지만, 그것이 유일한 길은 아닙니다. 특히 아이가 우유를 마시고 불편함을 느낀다면, 아이의 몸이 보내는 신호를 존중해주세요. 중요한 것은 우유 한 가지에 집착하는 것이 아니라, 다양한 식품을 통해 칼슘, 단백질, 비타민D 등 성장에 필요한 영양소들을 골고루 충분히 섭취하는 균형 잡힌 식단을 만들어가는 것입니다.

마치 여러 가지 색깔의 블록으로 튼튼하고 멋진 성을 쌓듯이, 다채로운 건강 식단이 바로 우리 아이 키 성장의 가장 확실한 비결입니다.

다양하지만, 제품에 따라 단백질이나 칼슘 함량이 우유보다 낮을 수 있으니 영양 성분표를 꼭 확인하고 다른 음식을 통해 부족한 영양소를 보충해주어야 합니다. 우유를 못 마시면 단백질 섭취가 부족해질 수 있으니 살코기, 생선, 달걀, 콩류, 견과류 등을 매일 식단에 충분히 포함해주세요. 뼈째 먹는 생선, 짙푸른 잎채소, 콩, 두부, 참깨 등의 식품은 칼슘과 비타민D를 섭취하는 가장 좋은 공급원입니다.

Q. 키 크는 영양제 정말 효과가 있을까요?

A. '이것만 먹으면 키가 쑥쑥 큰다'라는 달콤한 광고 문구에 부모님들의 마음이 흔들리는 것은 어쩌면 당연한 일입니다. 아이 키 성장에 대한 간절한 마음 때문이지요. 하지만 특정 영양제 하나만으로 아이의 키를 마법처럼 키울 수 있는 비법은 세상에 존재하지 않습니다. 시중에 '키 성장 영양제'로 판매되는 제품들의 상당수는 부모님들의 기대를 이용하여 과장 광고를 하거나, 일반 종합 영양제와 크게 다르지 않은 경우가 많습니다. 화려한 광고 뒤에 숨겨진 진실을 아는 것이 현명한 선택의 첫걸음입니다. 키 크는 영양제 중에는 평범한 종합 비타민, 미네랄 제품에 '키 성장', '성장기 필수' 등의 문구만 덧붙여 고가에 판매하는 경우가 비일비재합니다.

성분표를 꼼꼼히 비교해보면 일반 영양제와 별 차이가 없거나 오히려 함량이 부족한 경우도 있습니다. 특허받은 성장 촉진 물질을 함유했다거나 임상으로 효과가 입증되었다고 광고하지만, 자세히 들여다보면 신뢰도가 낮은 단편적인 연구(동물 실험이나 소규모·단기간 인체 적용 시험) 결과를 내세우는 경우가 많습니다. 키 성장은 장기간에 걸쳐 나타나는 복합적인 결과이므로, 단기 연구만으로는 그 효과를 확신하기 어렵습니다.

키 성장 영양제를 선택하고자 한다면 이것을 잘 알아봐야 합니다. 첫째, 어떤 성분이 얼마나 들었는지 영양 성분표를 통해 직접 확인해야 합니다. 칼슘, 비타민D, 아연 등 성장기 필수 영양소가 포함되었더라도 하루 권장량 대비 충분한 양인지 따져봐야 합니다. 둘째, 광고에서 인용하는 연구 결과가 정말 신뢰할 만한지 즉, 사람을 대상으로 연구했는지, 충분한 기간과 인원을 대상으로 하였는지, 공신력 있는 학술지에 게재되었는지 등을 비판적으로 살펴보면 좋습니다. 비슷한 성분 구성의 다른 제품들과 가격을 비교하여 지나치게 비싸지는 않은지 확인하는 것도 좋은 방법입니다.

키 크는 영양제에 대한 경고가 '모든 영양제가 쓸모없다'라는 의미는 절대 아닙니다. 균형 잡힌 식사를 통해 영양소를 섭취하는 것이 가장 중요하고 기본이지만, 특정 상황에서는 아이의 건강 상태 개선과 성장에 도움을 주기 위해 영양 보충제를 보조적으로 활용하는 것이 유용합니다. 중요한 것은 왜 필요한지 정확히 알고, 전문가와 상의하여 꼭 필요한 영양소를 안전하게 보충하는 것입니다.

건저, 비타민D, 철분, 아연, 칼슘 등의 결핍이 혈액 검사 등을 통해 확인되었다면 관련 영양제를 먹으면 좋습니다. 한국 소아청소년에게는 특히 비타민D, 칼슘, 철분 등이 부족한 경우가 많습니다. 이러한 필수 영양소 결핍은 전반적인 건강뿐 아니라 성장에도 직접적인 영향을 미치므로 의사의 진단 하에 부족한 영양소를 직접 보충하는 것은 매우 중요합니다. 아이가 잠을 잘 자지 못할 때 마그네슘, L-테아닌(경우에 따라 비타민D, B군 등)은 신경계를 안정시키고 이완을 도와 숙면에 도움을 줍니다. 숙면을 위해 관련 영양제를 먹더라도 수면 장애의 근본 원인을 찾는 것이 우선이므로, 보충제 사용 전반드시 전문가와 상의해야 합니다.

또한 아토피, 비염, 천식 등 만성 염증성 질환은 성장 에너지를 빼앗고 성장을 방해할 수 있습니다. 오메가3 지방산, 비타민D는 항염증 효과가 있으며, 아연과 프로바이오틱스(유산균)는 면역 조절 및 장 건강 개선 효과가 있어 전반적인 질환 관리와 함께 성장 환경 개선에 도움을 줄 수 있습니다. 장 건강이 좋지 않거나 소화 효소 분비가 부족하면 아무리 잘 먹어도 영양분을 제대로 흡수하기 어렵습니다. 프로바이오틱스는 장내 환경을 개선하고, 아연(경우에 따라 글루타민 등)은 장 점막 건강에 도움을 줄 수 있습니다.

ADHD 아동 중 일부는 영양 불균형이나 특정 영양소(오메가3, 마그네슘 등) 부족이 동반되기도 하며, 약물 부작용으로 식욕 부진을 겪기도 합니다. 이때 의사의 처방에 따라 오메가3, 마그네슘, 비타민, 미네랄 등의 부족한 영양소를 보충해도 좋습니다. 영양제가 ADHA를 직접 치료하는 것은 아니지만 전반적인 건강 상태를 개선하는 데 도움이 되어 키 성장에도 영향을 주기 때문입니다.

✻ 아빠 의사의 마음 한마디 ✻

세상에 쉽게 키 크는 약은 없습니다. 화려한 광고나 특허 성분이라는 낯선 이름에 현혹되기보다 우리 아이 식탁에 매일 오르는 음식들 속에 키 성장의 해답이 있다는 기본을 먼저 점검하는 것이 현명합니다. 균형 잡힌 식사가 최고의 보약이며, 영양제는 어디까지나 우리 아이의 특정 건강 상태나 부족한 부분을 채워주는 '똑똑한 조력자'로서 활용되어야 합니다. 만약 아이의 건강 상태나 식습관 때문에 영양 보충이 필요하다고 생각된다면 절대 광고만 보고 섣불리 구매하지 마시고, 의사 또는 약사와 먼저 상의하여 아이에게 가장 안전하고 효과적인 방법을 찾으시길 바랍니다.

Q 집에서 해주는 성장 마사지, 어떻게 해야 효과가 있을까요?

A "원장님, 집에서 아이를 위해 무언가 더 해주고 싶은데, 성장 마사지가 정말 효과가 있을까요?" 진료실에서 많은 부모님이 물어보시는 질문입니다. 성장 마사지는 아이의 성장에 긍정적인 환경을 만들어주는 훌륭한 조력자 역할을 합니다. 물론 성장판이 열려 있

는 성장기에만 효과가 있으며, 마사지만으로 키가 마법처럼 쑥쑥 자라는 것은 아닙니다. 하지만 마사지를 통해 혈액과 림프 순환을 도와 영양분과 산소가 몸 구석구석 잘 전달되도록 하고, 긴장된 근육을 풀어주며 자세를 바로잡는 데 도움을 줄 수 있습니다. 또한 부모님과의 따뜻한 신체 접촉은 아이의 스트레스를 줄여주고 정서적 안정감을 주어, 숙면과 성장호르몬 분비에도 긍정적인 영향을 미칩니다. 마사지를 해줄 때 가장 중요한 것은 사랑을 담아 부드럽게 해주는 것입니다. 효과를 높일 수 있는 몇 가지 방법을 알려드릴게요.

첫째, 마사지 전에 조용하고 따뜻한 환경을 만들어주세요. TV나 스마트폰은 잠시 꺼두고, 아이가 편안하게 누울 수 있도록 베개나 담요를 준비합니다. 마사지 전후에 아이와 눈을 맞추고, 웃으며 오늘 있었던 일에 관해 대화하며 긴장을 풀어주는 것이 좋습니다.

둘째, 마사지의 가장 중요한 원칙은 '몸의 끝에서 중심으로, 심장 방향으로' 부드럽게 쓸어주는 것입니다. 이는 혈액과 림프 순환을 돕는 가장 효과적인 방법입니다. 팔과 손은 손가락 끝에서 시작해 팔을 지나 겨드랑이 쪽으로 쓸어 올립니다. 다리와 발은 발가락 끝에서 시작해 종아리, 허벅지를 지나 사타구니 쪽으로 쓸어 올립니다. 등과 복부는 몸의 바깥쪽에서 안쪽(중심)으로 부드럽게 마사지합니다. 압력은 부드럽게, 아이가 '기분 좋다'고 느낄 만큼의 압력이 가장 좋습니다. 아프다고 하면 즉시 멈추고 강도를 조절해주세요. 시간은 10~20분 내외로 매일 꾸준히 하는 것이 중요하므로, 너무 길지 않게 아이가 편안함을 느끼는 시간만큼만 진행합니다. 잠자기 전이나 목욕 후에 해주시면 더욱 효과적입니다.

셋째, 성장판 주변은 더 부드럽게 마사지합니다. 특히 무릎, 발목 등 성장판이 모여 있는 관절 부위는 강하게 누르지 말고, 원을 그리듯 부드럽게 마사지해주세요. 아이가 성장통으로 아파한다면, 해당 부위를 부드럽게 주무르거나 쓸어내리는 동작으로 통증을 완화시킬 수 있습니다. 마사지와 함께 다리 펴기, 팔 늘리기 등 가벼운 스트레칭을 병행하면 근육 이완과 유연성 향상에 더욱 좋습니다.

✻ 아빠 의사의 마음 한마디 ✻

아이의 건강한 성장을 위해서는 균형 잡힌 영양, 충분한 수면, 규칙적인 운동이라는 세 기둥이 먼저 세워져야 합니다. 마사지는 이 세 기둥이 더욱 튼튼하게 효과를 낼 수 있도록 돕는 훌륭한 지원군입니다. 제가 성장 마사지를 부모님들께 권하는 가장 큰 이유는, 키 성장 효과를 넘어 아이와 깊이 교감할 수 있는 소중한 시간이 되기 때문입니다. 오늘 저녁, 아이의 등을 부드럽게 쓸어주며 오늘 하루 어 땠는지 다정하게 물어봐주세요. 그 따뜻한 손길과 대 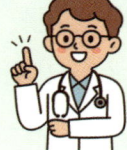 화 속에서 아이의 몸과 마음은 함께 자라날 것입니다. 부모님의 사랑보다 더 좋은 성장 촉진제는 없습니다.

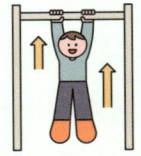

세상의 모든 성장은
질문에서 시작됩니다

　이 책의 마지막 장을 덮으며, 제 마음은 다시 진료실로 향합니다. 그곳에서 만났던 수많은 아이들과 부모님의 얼굴이 파노라마처럼 스쳐 지나갑니다. 의사로서 첫발을 내디뎠을 때 저는 교과서 속 지식과 데이터가 아이들을 위한 최선의 길이라 믿었습니다. 하지만 원칙대로 모든 것을 쏟아부어도 채워지지 않는 마음 한구석의 아쉬움은 '무엇이 문제일까?'라는 질문을 던지게 했습니다. 그 오랜 고민의 끝에서 역설적이게도 저를 찾아왔던 아이들이 저의 가장 소중한 스승이 되어주었습니다. 아이의 키는 단순히 성장호르몬 주사만으로 자라는 것이 아니며, 보이지 않는 마음의 건강과 일상의 노력이 어우러질 때 비로소 완성된다는 진실을 가르쳐준 것입니다.

　저 또한 집으로 돌아가면 사랑스러운 쌍둥이의 아빠입니다. 진료실에서 마주하는 부모님들의 간절한 눈빛을 볼 때마다 의사이기 이전에 같은 마음을 가진 아빠로서 더 깊이 공감하게 됩니다. 아이가 그저 건강하고 행복하게 자라주었으면 하는 우리 모두의 바람, 그것이 제 진료 철학의 가장 단단한 뿌리가 되었습니다.

이 책과의 인연이 닿은 아이들이 몸과 마음 모두 건강하게 자라, 자신이 꿈꾸는 가장 멋진 어른으로 세상을 향해 나아가기를 진심으로 응원합니다.

마지막으로 이 모든 여정의 든든한 버팀목이 되어준 사랑하는 아내와 두 아이에게 고마움을 전합니다. 우리 가족이 오래도록 행복하기를, 그리고 이 책을 덮는 모든 가정에도 따뜻한 건강과 행복이 가득하기를 기원합니다.

참고 문헌

1장 우리 아이 키, 정말 더 자랄 수 있을까요?

1 질병관리본부, 대한소아과학회. (2017). 2017 소아청소년 성장도표 이용 매뉴얼.

2 Kliegman, R. M., et al. (2020). Nelson Textbook of Pediatrics (21st ed.). Elsevier.

3 Silverberg, J. I. (2017). Association between childhood atopic dermatitis, malnutrition, and poor growth in the US population. The Journal of Allergy and Clinical Immunology, 140(3), 779–786.e2.

4 Sperling, M. A. (2014). Pediatric Endocrinology (4th ed.). Elsevier Saunders.

5 Richmond, E. J., & Rogol, A. D. (2008). Male Puberty and Its Pathologies. In Kliegman, R. M., et al., Nelson Textbook of Pediatrics (18th ed.). Saunders Elsevier.

6 Tanner, J. M. (1981). A History of the Study of Human Growth. Cambridge University Press.

7 Tanner, J. M., Goldstein, H., & Whitehouse, R. H. (1970). Standards for children's height at ages 2–9 years allowing for parental height. Archives of Disease in Childhood, 45(244), 755–762.

8 Greulich, W. W., & Pyle, S. I. (1959). Radiographic Atlas of Skeletal Development of the Hand and Wrist (2nd ed.). Stanford University Press.

9 Lettre, G. (2011). Recent progress in the study of the genetics of height. Human Genetics, 129(5), 465–472.

10 Yengo, L., et al. (2022). A saturated map of common genetic variants associated with human height. Nature, 610(7933), 704–712.

11 Styne, D. M. (2016). Pediatric Endocrinology (pp. 219–221). Wiley–Blackwell.

12 Widen, E., & Silventoinen, K. (2014). The role of maternal and paternal grandparents in the timing of pubertal maturation in grandsons and granddaughters. Journal of Adolescent Health, 55(6), 793–799.

13 교육부. (매년 발표). 학생 건강검사 표본통계 분석 결과.

14 Merck & Co. (2024). The Merck Manual of Diagnosis and Therapy (20th ed.). Merck Sharp & Dohme. "Physical growth of infants and children" 섹션.

256

15 Cheung, P., Lam, B. C., & Leung, S. S. (2013). Relationship between timing of peak height velocity and pubertal stages in Chinese children. Journal of Clinical Endocrinology & Metabolism, 98(10), 4025 – 4032.

16 Kim, J. H., Yun, S., Hwang, S. S., Shim, J. O., Chae, H. W., Lee, Y. J., & Lee, J. A. (2018). The 2017 Korean National Growth Charts for children and adolescents. Annals of Pediatric Endocrinology & Metabolism, 23(3), 63 – 71.

17 Hubbard, E. (2024). Growth plates: What you need to know. Duke University Health System. https://www.dukehealth.org/blog/growth-plates-what-you-need-know

18 Wood, A. R., Esko, T., Yang, J., Vedantam, S., Pers, T. H., Gustafsson, S., ... & GIANT Consortium. (2023). Human height is a polygenic trait: Review of twin and family studies. Nature Reviews Genetics, 24(2), 133 – 148.

19 Karaderi, T., Locke, A. E., Stearns, F. W., & GIANT Consortium. (2022). Genome-wide association study of 5.4 million individuals identifies 12,111 variants influencing human height. Nature, 610(7931), 704 – 712.

20 Takahashi, Y., Kipnis, D. M., & Daughaday, W. H. (1976). Growth hormone secretion during sleep. Journal of Clinical Investigation, 58(4), 795 – 799.

21 Ben-Sasson, A., & Lampl, M. (2021). Stress and growth in children and adolescents: A systematic review. Hormone Research in Paediatrics, 94(5 – 6), 303 – 314.

22 Patel, L., Clayton, P. E., Johnston, A., & David, T. (1997). Linear growth in prepubertal children with atopic dermatitis. Archives of Disease in Childhood, 76(6), 505 – 508.

2장 아이 키가 안 크는 진짜 이유

1 Silventoinen, K., et al. (2003). Heritability of adult body height: a comparative study of twin cohorts in eight countries. Twin Research and Human Genetics, 6(5), 399 – 408.

2 Kliegman, R. M., et al. (2020). Nelson Textbook of Pediatrics (21st ed.). Elsevier.

3 Sung, J., et al. (2022). Identification of 3,134 novel genetic variants for height and the role of the X chromosome in human sexual dimorphism. Genome Biology, 23(1), 17. (해당 연구의 교신 저자: 김범준, 성주헌)

4 Soliman, A., De Sanctis, V., & Elalaily, R. (2014). Nutrition and pubertal development. Indian Journal of Endocrinology and Metabolism, 18(Suppl 1), S39 – S47.

5 Van Cauter, E., & Copinschi, G. (2000). Interrelationships between growth hormone and sleep. Growth Hormone & IGF Research, 10, S57–S62.

6   Sassin, J. F., et al. (1969). Human growth hormone release: relation to slow-wave sleep and sleep-waking cycles. Science, 165(3892), 513-515.

7   Cajochen, C., et al. (2011). Evening exposure to a light-emitting diodes (LED)-backlit computer screen affects circadian physiology and cognitive performance. Journal of Applied Physiology, 110(5), 1432-1438.

8   Burt Solorzano, C. M., & McCartney, C. R. (2010). Obesity and the pubertal transition in girls and boys. Reproduction, 140(3), 399 – 410.

9   Kim, B. N., et al. (2009). A review of the effects of lead exposure on children's health. Journal of the Korean Medical Association, 52(9), 882-889.

10 환경부 & 국립환경과학원. (2021). 제4기 국민환경보건 기초조사.

11 Zhang, R., Fang, J., Qi, T., et al. (2023). Maternal aging increases offspring adult body size via transmission of donut-shaped mitochondria. Cell Research, 33, 821 – 834.

12 Van Cauter, E., & Plat, L. (1996). Physiology of growth hormone secretion during sleep. Journal of Pediatrics, 128(5 Suppl 2), S32 – S37.

13 Falbe, J., Davison, K. K., Franckle, R. L., et al. (2015). Sleep duration, restfulness, and screens in the sleep environment. Pediatrics, 135(2), e367 – e375.

14 Calcaterra, V., Tiranini, L., Magenes, V. C., et al. (2025). Impact of obesity on pubertal timing and male fertility. Journal of Clinical Medicine, 14(3), 783.

15 Walters, T. D., & Griffiths, A. M. (2020). Growth impairment in pediatric inflammatory bowel disease. Nature Reviews Gastroenterology & Hepatology, 17, 165 – 176.

16 Shin, M. W., Kim, H.-B., Kwon, A., et al. (2024). Associations between urinary mercury/cadmium concentrations and anthropometric features in Korean children. Toxics, 12(3), 175.

17 Afeiche, M., Peterson, K. E., Karki, K., et al. (2011). Stunting is associated with blood lead concentration among young children. Environmental Health Perspectives, 119(10), 1739 – 1744.

18 Mantovani, A., & Fucic, A. (2022). Endocrine-disrupting chemicals' effects in children: What we know and what we can do. International Journal of Molecular Sciences, 23(19), 11084.

3장 혹시 우리 아이도 성조숙증일까요?

1   건강보험심사평가원. (매년 발표). 보건의료빅데이터개방시스템 – 질병통계. (질병코드: E30.1)

2   Kliegman, R. M., et al. (2020). Nelson Textbook of Pediatrics (21st ed.). Elsevier.

3   Kim, J. H., et al. (2018). The 2017 Korean National Growth Charts for children and adolescents: development, improvement, and prospects. Korean Journal of Pediatrics, 61(5), 135–149.

4   Bae, J., et al. (2015). Association between age at menarche and final height in Korean women. Annals of Pediatric Endocrinology & Metabolism, 20(2), 90–94.

5   Carel, J. C., et al. (2009). Consensus statement on the use of gonadotropin–releasing hormone analogs in children. Pediatrics, 123(4), e752–e762.

6   Bangalore, S. K., et al. (2009). Long–term safety of gonadotropin–releasing hormone agonists in children with central precocious puberty. Hormone Research in Paediatrics, 72(5), 259–270.

7   Biro, F. M., & Greenspan, L. C. (2020). Puberty in girls: A lifespan perspective. Journal of Clinical Endocrinology & Metabolism, 105(6), dgaa132.

8   Özen, S., & Darcan, Ş. (2011). Effects of environmental endocrine disruptors on pubertal development. Journal of Clinical Research in Pediatric Endocrinology, 3(1), 1–6.

9   Kang, S., Park, M. J., Kim, J. M., Yuk, J. S., & Kim, S. H. (2023). Ongoing increasing trends in central precocious puberty incidence among Korean boys and girls from 2008 to 2020. PLOS ONE, 18(3), e0283510.

10 Carel, J. C., & Léger, J. (2008). Precocious puberty. New England Journal of Medicine, 358(22), 2366–2377.

11 Kaplowitz, P. B., & Oberfield, S. E. (1999). Re–examination of the age limit for defining when puberty is precocious in girls in the United States: Implications for evaluation and treatment. Pediatrics, 104(4), 936–941.

12 Park, M. J., Lee, J. S., Kim, J. S., & Kang, S. Y. (2019). Age at sexual maturation and secular trends in Korean children and adolescents. Annals of Pediatric Endocrinology & Metabolism, 24(4), 203–209.

13 Kang, S., Kim, Y. M., Lee, J. A., Kim, D. H., & Lim, J. S. (2019). Early menarche is a risk factor for short stature in young Korean females: An epidemiologic study. Journal of Clinical Research in Pediatric Endocrinology, 11(3), 234–239.

14 Lee, H. S., Yoon, J. W., Chung, S. C., & Hwang, J. S. (2022). Incidence and prevalence of central precocious puberty in Korea: A nationwide study, 2008–2020. Frontiers in Endocrinology, 13, 968511.

15 Hokken–Koelega, A. C. S., Kaplowitz, P., & Klein, K. O. (2018). European Society for Paediatric Endocrinology consensus on diagnosis and treatment of central precocious puberty. Hormone Research in Paediatrics, 90(6), 357–364.

16 Latronico, A. C., Brito, V. N., & Carel, J. C. (2021). Gonadotropin-releasing hormone agonist therapy in central precocious puberty: Long-term outcomes and new insights. Endocrine Reviews, 42(6), 783–802.

17 Heger, S., Partsch, C.-J., Sippell, W. G., & German CPP Study Group. (2018). Long-term efficacy and safety of depot gonadotropin-releasing hormone agonist therapy in children with central precocious puberty. Clinical Endocrinology, 87(6), 703–710.

18 Calcaterra, V., Tiranini, L., Magenes, V. C., Larizza, D., & Brunetti, D. (2025). Impact of childhood obesity on pubertal timing and reproductive health. Journal of Clinical Medicine, 14(3), 783.

19 Mantovani, A., & Fucic, A. (2022). Endocrine-disrupting chemicals' effects in children: What we know and what we can do. International Journal of Molecular Sciences, 23(19), 11084.

20 Walters, T. D., & Griffiths, A. M. (2020). Growth impairment in paediatric inflammatory bowel disease: Mechanisms and management. Nature Reviews Gastroenterology & Hepatology, 17, 165–176.

4장 성장 클리닉, 언제 어떻게 가야 할까요?

1 Grimberg, A., et al. (2016). Guidelines for Growth Hormone and Insulin-Like Growth Factor-I Treatment in Children and Adolescents: Growth Hormone Deficiency, Idiopathic Short Stature, and Primary IGF-I Deficiency. Hormone Research in Paediatrics, 86(6), 361–397.

2 Sperling, M. A. (2014). Pediatric Endocrinology (4th ed.). Elsevier Saunders.

3 Clayton, P. E., et al. (2007). Consensus statement: management of the child born small for gestational age. Journal of Clinical Endocrinology & Metabolism, 92(3), 804–810.

4 Wilson, T. A., et al. (2003). Update of guidelines for the use of growth hormone in children: the Lawson Wilkins Pediatric Endocrinology Society Drug and Therapeutics Committee. Journal of Pediatrics, 143(4), 415–421.

5 Deodati, A., & Cianfarani, S. (2017). The rationale for growth hormone therapy in children with short stature. Journal of Clinical Research in Pediatric Endocrinology, 9(Suppl 1), 1–11.

6 Child, C. J., et al. (2015). The GeNeSIS national cooperative post-marketing surveillance study of somatropin (Pfizer Inc): a 20-year perspective. Hormone Research in Paediatrics, 84(2), 84–95.

7 Richmond, E., & Rogol, A. D. (2016). Safety of growth hormone in children and

adolescents: a review. Expert Opinion on Drug Safety, 15(11), 1479–1489.

8   Ranke, M. B., & Wit, J. M. (2018). Growth hormone – past, present and future. Nature Reviews Endocrinology, 14(5), 285 – 300.

9   Grimberg, A., DiVall, S. A., Polychronakos, C., Allen, D. B., Cohen, L. E., Quintos, J. B., & the Pediatric Endocrine Society Drug & Therapeutics Committee (2016). Guidelines for growth hormone and IGF–I treatment in children and adolescents: GHD, idiopathic short stature and primary IGF–I deficiency. Hormone Research in Paediatrics, 86(6), 361 – 397.

10   Cohen, P., Rogol, A. D., Deal, C. L., Saenger, P., Reiter, E. O., Ross, J. L., Chernausek, S. D., Savage, M. O., & Wit, J. M. (2008). Consensus statement on the diagnosis and treatment of children with idiopathic short stature. Journal of Clinical Endocrinology & Metabolism, 93(11), 4210 – 4217.

11   de Onis, M., Garza, C., Onyango, A. W., & Borghi, E. (2007). Comparison of the WHO child growth standards and the CDC 2000 growth charts. Journal of Nutrition, 137(1), 144 – 148.

12   Lee, P. A., Chernausek, S. D., Hokken–Koelega, A. C., & Czernichow, P. (2003). International Small for Gestational Age Advisory Board consensus: Management of short children born SGA. Pediatrics, 111(6), 1253 – 1261.

13   Carel, J. C., & Butler, G. E. (2012). Management of precocious puberty. Best Practice & Research Clinical Endocrinology & Metabolism, 26(2), 263 – 275.

14   Bondy, C. A., & the Turner Syndrome Consensus Study Group (2007). Care of girls and women with Turner syndrome. Journal of Clinical Endocrinology & Metabolism, 92(1), 10 – 25.

15   Ranke, M. B., & Lindberg, A. (2011). Observations on 30 000 children treated with growth hormone in the KIGS database. Hormone Research in Paediatrics, 76(Suppl 1), 72 – 80.

16   Allen, D. B., Backeljauw, P., Bidlingmaier, M., Biller, B. M. K., Boguszewski, M. C. S., Burman, P., & Chernausek, S. D. (2016). Growth hormone safety update — A reappraisal. The Journal of Clinical Endocrinology & Metabolism, 101(6), 2198 – 2205.

17   KIGS International Board (2017). Long–term safety of recombinant human growth hormone in childhood. Pharmacovigilance and Drug Safety, 26(4), 492 – 504.

18   Wit, J. M., Kamp, G. A., & Oostdijk, W. (2015). Diagnostic approach to short stature. Hormone Research in Paediatrics, 84(5), 308 – 322.

5장 키 크는 습관, 집에서도 충분히 만들 수 있어요

1   보건복지부, 한국영양학회. (2020). 2020 한국인 영양소 섭취기준.

2   Samour, P. Q., & King, K. (2019). Pediatric Nutrition (5th ed.). Jones & Bartlett Learning.

3   Dovey, T. M., et al. (2008). Food neophobia and 'picky/fussy' eating in children: A review. Appetite, 50(2–3), 181–193.

4   Bass, S. L., et al. (2000). The effect of mechanical loading on the size and shape of bone in pre–, peri–, and postpubertal girls: a study in tennis players. Journal of Bone and Mineral Research, 15(9), 1773–1780.

5   Van Cauter, E., & Plat, L. (1996). Physiology of growth hormone secretion during sleep. The Journal of Pediatrics, 128(5 Pt 2), S32–S37.

6   Chrousos, G. P. (2009). Stress and disorders of the stress system. Nature Reviews Endocrinology, 5(7), 374–381.

7   Kim, D., et al. (2016). Effect of an exercise program for posture correction on musculoskeletal pain. Journal of Physical Therapy Science, 28(6), 1761 – 1764.

8   National Sleep Foundation. (2015). National Sleep Foundation's sleep – time duration

9   Paruthi, S., Brooks, L. J., D'Ambrosio, C., Hall, W. A., Kotagal, S., Lloyd, R. M., ⋯ Wise, M. S. (2016). Consensus statement of the American Academy of Sleep Medicine on the recommended amount of sleep for healthy children: Methodology and discussion. Journal of Clinical Sleep Medicine, 12(11), 1549–1561.

10   World Health Organization. (2020). WHO guidelines on physical activity and sedentary behaviour.

11   American Academy of Pediatrics Committee on Nutrition. (2017). Fruit juice in infants, children, and adolescents: Current recommendations. Pediatrics, 139(6), e20170967.

12   Bailey, C. A., Faulkner, R. A., & McKay, H. A. (1999). Jump training in the prepubescent child: A randomized controlled trial. Medicine & Science in Sports & Exercise, 31(3), 332–338.

13   Gunnar, M. R., & Quevedo, K. M. (2007). The neurobiology of stress and development. Annual Review of Psychology, 58, 145–173.

14   Cohen, S., Gianaros, P. J., & Manuck, S. B. (2016). A stage model of stress and disease. Perspectives on Psychological Science, 11(4), 456–463.

부록 자주 묻는 키 성장 질문 QnA

1   Grimberg, A., et al. (2016). Guidelines for Growth Hormone and Insulin-Like Growth Factor-I Treatment in Children and Adolescents: Growth Hormone Deficiency, Idiopathic Short Stature, and Primary IGF-I Deficiency. Hormone Research in Paediatrics, 86(6), 361-397.

2   Kim, J. H. (2012). Etiologies of short stature in children. Journal of the Korean Medical Association, 55(6), 569-576.

3   질병관리청, 대한소아청소년과학회. (2017). 2017 소아청소년 성장 도표 해설 및 활용.

4   Thodberg, H. H. (2018). Artificial intelligence in pediatric endocrinology. Current Opinion in Pediatrics, 30(4), 545-550.

5   Baker, R. D., et al. (American Academy of Pediatrics Committee on Nutrition). (2010). Clinical Report—Diagnosis and Prevention of Iron Deficiency and Iron-Deficiency Anemia in Infants and Young Children (0-3 Years of Age). Pediatrics, 126(5), 1040-1050.

6   Allen, D. B., et al. (2016). GH safety workshop position paper: a critical appraisal of recombinant human GH therapy in children and adults. European Journal of Endocrinology, 174(3), P1-P13.

7   Bloch, M. H., & Qawasmi, A. (2011). Omega-3 fatty acid supplementation for the treatment of children with attention-deficit/hyperactivity disorder symptomatology: systematic review and meta-analysis. Journal of the American Academy of Child & Adolescent Psychiatry, 50(10), 991-1000.

8   Hathcock, J. N., & Shao, A. (2006). Risk assessment for theanine (L-theanine). Regulatory Toxicology and Pharmacology, 45(3), 222-234.

9   Field, T., et al. (1992). Massage reduces anxiety in child and adolescent psychiatric patients. Journal of the American Academy of Child & Adolescent Psychiatry, 31(1), 125-131.

우리 아이 키 성장 바이블

초판 1쇄 인쇄 2025년 10월 20일
초판 1쇄 발행 2025년 10월 27일

지은이 채용현

발행인 오서현
기획 오서현
총괄 퍼블리랜서
편집 최윤선
디자인 김정연

펴낸곳 Oh!kooB
출판신고 2023년 7월 25일 제395-2023-000138호
주소 경기도 고양시 덕양구 꽃마을로 36, DMC스타비즈 6st 517호(향동동)
ISBN 979-11-991943-3-5

블랙펜 출판사는 당신의 이야기가 세상을 밝히는 빛이 된다고 믿습니다. 검정 잉크로 기록된 한 줄의 문장이 누군가의 삶을 바꾸고, 세대를 넘어 울림을 전하듯, 우리는 모든 목소리에 귀 기울이며 책을 통해 공감과 배움의 다리를 놓고자 합니다. 함께하고 싶은 분들의 소중한 원고를 기다립니다. oh-koob@naver.com로 보내주세요.